W0257349

Christina Sokol
Uwe Hoppenworth
Herausgeber

Betreuung von Dialysepatienten

Pflegerische und psychosoziale Kompetenzen

Unter Mitarbeit von
Dr. med. Jürgen Schäffer und Nicole Scherhag

Mit einem Geleitwort von Dr. med. Torben Schweer

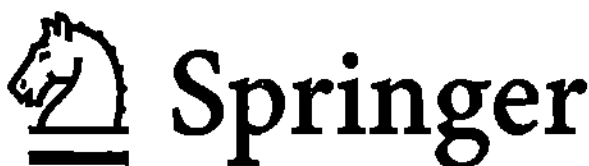 Springer

Herausgeber
Christina Sokol
Hildesheim, Deutschland

Uwe Hoppenworth
Osnabrück, Deutschland

ISBN 978-3-662-56356-4   ISBN 978-3-662-56357-1   (eBook)
https://doi.org/10.1007/978-3-662-56357-1

Die Deutsche Nationalbibliothek verzeichnet diese Publikation in der Deutschen Nationalbibliografie; detaillierte bibliografische Daten sind im Internet über http://dnb.d-nb.de abrufbar.

Fotonachweis Umschlag: © Monkey Business/Adobe Stock
Umschlaggestaltung: deblik Berlin

Gedruckt auf säurefreiem und chlorfrei gebleichtem Papier

Springer ist Teil von Springer Nature
Die eingetragene Gesellschaft ist Springer-Verlag GmbH Deutschland
Die Anschrift der Gesellschaft ist: Heidelberger Platz 3, 14197 Berlin, Germany

Geleitwort

„Dialyse". Mit diesem Wort ändert sich plötzlich alles. Waren vorher noch der Beruf, die Familie oder andere Aktivitäten im Vordergrund, wird nun alles von der lebenserhaltenden Nierenersatztherapie dominiert.

Patienten, Pflegepersonal und Ärzte begeben sich in eine Schicksalsgemeinschaft, die in ihrer Intensität in der medizinischen Versorgung einzigartig ist. Es ist nicht alleine die enorm lange Zeit (bis zu 20 Stunde die Woche), die man miteinander verbringt und in der sich Wechselwirkungen zwischen den Beteiligten in besonderem Maße entwickeln. Es ist auch die Schwere der jederzeit lebensbedrohlichen Erkrankung und ihre Auswirkungen in alle Bereiche des Lebens. Neben der körperlichen Beeinträchtigung werden Beruf, Beziehungen und die Teilhabe am gesellschaftlichen Leben akut bedroht. Es beginnt ein Kampf mit Behörden und Sozialkassen, Existenzen sind gefährdet.

Das Dialysezentrum ist der zentrale und oft auch einzige Anlaufpunkt, in dem alle diese Probleme zutage treten und Pflegepersonal und Ärzte auf besondere Weise beansprucht.

Dieses Buch befasst sich mit all diesen Themen, die in Fachliteratur oder Ratgebern oft zu kurz kommen. Es schärft das Problembewusstsein und ist durch seine Praxisbezogenheit ein großartiger Begleiter bei dieser außerordentlichen Herausforderung.

Dr. med. Torben Schweer
Peine, Oktober 2017

Vorwort

Das vorliegende Buch richtet sich an Ärzte, Fachpflegepersonal und Angehörige, die Dialysepatienten betreuen, und an alle anderen Berufsgruppen, die mit körperlich chronisch kranken (Dialyse-)Patienten arbeiten.

In der Begegnung zwischen Dialysepatienten und Fachpersonal entsteht meist eine intensive menschliche Beziehung, in der Einfühlung und Vertrauen wesentliche Qualitätsmerkmale sind. Diese Beziehungsqualitäten sind nicht selbstverständlich, sie setzen eine bewusste Auseinandersetzung mit den Möglichkeiten des Umgangs mit chronisch Kranken – und mit dem eigenen professionellen Handeln voraus. Beziehungsgestaltung in der Dialyse ist insofern immer auch ein Wagnis. Sie kann glücken – oder misslingen. Ärzte und Pflegekräfte müssen die Gefahr des „Misslingens" eingehen – sie können sich den intensiven Begegnungen zumeist auch gar nicht entziehen. Sind es die Unwägbarkeiten im Verhalten der körperlich chronisch Kranken, die bei den verantwortlichen Pflegekräften den Wunsch nach verlässlichem „Regelwissen" wecken? Ein „Rezeptbuch" für den Umgang mit Patienten? Wäre das die Lösung? Die Fülle der Charaktere und individuellen Verhaltensweisen chronischer Patienten, die jede Begegnung zu einer neuen Herausforderung macht, scheint eine situationsunabhängige Standardisierung in der Pflege weitgehend auszuschließen. Gleichwohl gibt es eine tagtäglich zu bewältigende Praxis: Fachpflegekräfte und Ärzte verfügen über ein beachtliches „Betriebswissen", das in Alltagsroutinen der Pflege implizit einfließt – und erst bei „Störungen" reflexiv eingeholt wird.

In diesem Handbuch werden die impliziten Pflegetheorien, wie sie in vielen Seminaren und Fortbildungsveranstaltungen thematisiert wurden, zusammengetragen, theoretisch und praktisch ergänzt und in eine den Praxisansprüchen entsprechende Ordnung gebracht. Für den Leser bedeutet dies, dass jeder der folgenden drei Abschnitte: Grundlagen, der Patient und die Dialysefachkraft für sich einen Themenkreis bildet, dessen Verständnis nicht die Kenntnis der vorherigen Abschnitte unbedingt voraussetzt.

Der **erste Abschnitt „Grundlagen"** vermittelt in ▶ Kap. 1 medizinische Grundlagen, Behandlungsmöglichkeiten sowie die Auswirkungen des demografischen Wandels. In ▶ Kap. 2 geht es um die „Institution Dialyse" als komplexes System. Die verschiedenen Dialyseeinrichtungen etablieren für die Patienten besondere Bedingungen, die wesentlichen Einfluss auf den Umgang mit der Krankheitssituation haben. In ▶ Kap. 3 stehen die besondere Bedeutung des körperlichen Erlebens und die Veränderung dieses Erlebens durch die Erkrankung im Mittelpunkt.

Im **zweiten Abschnitt „Der Patient"** steht das Krankheitserleben und die Krankheitsbewältigung des Dialysepatienten im Mittelpunkt. ▶ Kap. 4 befasst sich mit dem „traumatischen" Erleben der Niereninsuffizienz. Ausgehend von den verschiedenen Krankheits- und Krisenbewältigungsformen werden die existenziellen Bedeutungen dieser Erfahrungen an einzelnen Beispielen aus der Praxis verdeutlicht und Hilfen für einen professionellen Umgang aufgezeigt. ▶ Kap. 5 befasst sich mit den Schwierigkeiten der Ernährungsumstellung von Dialysepatienten. Hier werden ernährungspsychologische Empfehlungen für das Fachpersonal vorgestellt, die den Patienten bei diesem schwierigen Prozess unterstützen.

Der **dritte Abschnitt „Die Dialysefachkraft"** beschreibt die Ansprüche an das Fachpersonal und die geforderten Kompetenzen für eine gelingende Unterstützung des Patienten und deren Angehörige. ► Kap. 6 werden die verschiedenen Möglichkeiten der Beziehungsgestaltung mit Dialysepatienten dargestellt und in Bezug zu Erkenntnissen der Kommunikationstheorie gesetzt. In ► Kap. 7 wird die Bedeutung der ersten Begegnung mit dem neuen Patienten erörtert und kreative Möglichkeiten der Gesprächsgestaltung vorgestellt. ► Kap. 8 erläutert mögliche Handlungsalternativen in der Beratung dieser Patientengruppe. Vorgestellt werde viele Anregungen und „Tipps", wie Beratungsgespräche geplant und durchgeführt werden können. Das Konzept des Patientencoaching wird als ein Baustein des Behandlungsmanagement erörtert. ► Kap. 9 beschreibt den „schwierigen" Patienten als eine besondere Herausforderung für das Pflegepersonal. Im Zusammenhang damit werden in ► Kap. 10 Themen aufgegriffen, die als „schwierige" Themen häufig tabuisiert werden – aber im Verborgenen erheblichen Einfluss auf das „Dialyseklima" haben. Ihrer Entstehungsgeschichte wird nachgegangen und lösungsorientierte Strategien eines bewussten Umgangs damit aufgezeigt. Die berufliche Identität der Fachpflegekraft steht im Mittelpunkt von ► Kap. 11: Wie kann eine deutlich konturierte Stellung zum Patienten gelingen, aus der heraus fürsorgliche Hinwendung und professionelle Abgrenzung gelingen kann? Schließlich folgen in ► Kap. 12 praktische Hilfen für die Vermittlung von sozialrechtlichen Informationen. Anhand von Patientensituationen wird aufgezeigt, welche möglichen Hilfestellungen das Fachpersonal integriert in den Praxisablauf geben kann.

Unseren herzlichen Dank gilt Herrn Dr. med. Schäffer, Herrn Dr. med. Scheer, Frau Scherhage und Frau Monika Kaste für die wertvollen Beiträge aus der Dialysepraxis. Frau Sarah Busch und Frau Ulrike Niesel vom Springer Verlag danken wir herzlich für die Hilfe und Unterstützung bei der Publikation der 2. Auflage des praxisorientierten Dialyse-Buches.

Christina Sokol
Uwe Hoppenworth
Oktober 2017

Inhaltsverzeichnis

III   Die Dialysefachkraft

Autorenverzeichnis

Dr. phil. Uwe Hoppenworth
Psychodramatiker/Supervisor
Kurt-Schumacher-Damm 28d
49078 Osnabrück

Dr. med. Jürgen Schäffer
Internist – Nephrologie
Nephrologische Praxis und Dialyse im Klinikum Peine
Virchowstraße 8h, 31226 Peine

Nicole Scherhag
Diplom-Soz.Päd & Supervisorin (DGSv)
Erlenweg 4
55291 Saulheim

Dr. phil. Christina Sokol
Psychologin, Psychoonkologin
Richard-Wagner-Str. 35
31134 Hildesheim

Grundlagen

Inhaltsverzeichnis

Terminale Niereninsuffizienz

Jürgen Schäffer

© Springer-Verlag GmbH Deutschland 2018
C. Sokol, U. Hoppenworth (Hrsg.), *Betreuung von Dialysepatienten*,
https://doi.org/10.1007/978-3-662-56357-1_1

1

1.1 Definition und Prävalenz

Die terminale Niereninsuffizienz ist die gemeinsame Endstrecke einer Vielzahl von unterschiedlichen chronischen Nierenerkrankungen, die durch eine Einschränkung der Blutreinigungsfunktion (Reduktion der kalkulierten glomerulären Filtrationsrate, eGFR) und oft auch eine pathologische Eiweißausscheidung im Urin (Proteinurie, insbesondere Albuminurie) gekennzeichnet sind. Eine eindeutige Grenze zum Erreichen des Terminalstadiums etwa anhand eines Kreatinin- oder eGFR-Wertes lässt sich nicht festlegen; nach einer pragmatischen Definition ist die Grenze erreicht, wenn die Nierenfunktion so stark abgesunken ist, dass die Prognose mit Dialyse besser ist als ohne. Spätestens beim Auftreten von Symptomen einer urämischen Dekompensation ist grundsätzlich von einer terminalen Niereninsuffizienz und der Indikation zur Einleitung einer Nierenersatztherapie auszugehen.

Die Häufigkeit der dialysepflichtigen terminalen Niereninsuffizienz in Deutschland lag 2016 bei insgesamt 93 103 Patienten (Jahresprävalenz) bei einer durchschnittlichen Quartalsprävalenz von 77 219 (Zahlen aus dem Jahresbericht 2016 des Gemeinsamen Bundesausschusses), zur Orientierung kann eine Rate von 1:1000 Einwohner angenommen werden (▶ https://www.g-ba.de/downloads/39-261-3024/2017-07-20_QSD-RL_MNC-Jahresbericht-2016.pdf).

1.2 Ursachen/Häufigkeiten

Ursachen der chronischen Niereninsuffizienz

Die wichtigsten Ursachen einer chronischen Niereninsuffizienz sind:
- Vaskulär-hypertensive Schädigung im Rahmen einer arteriellen Hypertonie (23 % nach GCKD-Studie 2015)
- Diabetes mellitus (15 %)
- Primär-glomeruläre Erkrankungen (19 %)

Weitere Erkrankungsgruppen sind:
- Systemerkrankungen (8 %)
- Interstitielle Nephropathie (4 %)
- Heriditäre Nierenerkrankungen (4 %, v. a. autosomal-dominante Zystennieren und Alport-Syndrom)
- Sonstige/seltene Erkrankungen

Darüber hinaus ist bei 20 % der Patienten der GCKD-Studie die Grunderkrankung unbekannt. Dies ist v. a. bei Patienten der Fall, wo die Niereninsuffizienz aufgrund fehlender oder uncharakteristischer Symptome erst im schon fortgeschrittenen Stadium diagnostiziert wird, wenn eine Nierenbiopsie nicht mehr sinnvoll bzw. möglich ist. Zur Differenzialdiagnostik chronischer Nierenerkrankungen gehört neben der Vorgeschichte einschließlich Familienanamnese, vegetativer Anamnese und Symptomatik sowie der körperlichen Untersuchung insbesondere die Sonographie und die Laboruntersuchung von Blut (Retentionswerte, Elektrolyte, Säure-Basen-Status, Stoffwechselparameter, Blutbild, Knochenstoffwechsel, immunologische Parameter u. a.) und Urin (quantitative und qualitative Proteinuriediagnostik, Sedimentsbefund u. a.).

1.3 Begleiterkrankungen/-probleme

Neben der Niereninsuffizienz an sich, die gegebenenfalls durch eine Dialyse kompensiert bzw. ersetzt werden kann, bestimmen die unabhängig von der Genese und Art der Nierenerkrankung eintretenden Begleiterkrankungen und Probleme stark die langfristige Prognose.

Begleiterkrankungen

Eine **arterielle Hypertonie** tritt bei den meisten Nierenerkrankungen früher oder später im Verlauf auf; nur wenige Patienten vorwiegend mit interstitiellen Erkrankungen mit Neigung zu einem Elektrolyt- und Flüssigkeitsverlust bleiben teilweise bis ins terminale Stadium normotensiv. Hypertonie und Nierenerkrankungen zeigen eine gegenseitige Wechselwirkung: Der Hochdruck ist einerseits oft Folge der Nierenerkrankung, andererseits aber auch eine mögliche Ursache dafür und regelhaft ein Progressionsfaktor im Verlauf.

Aufgrund der Beeinträchtigung der renalen Wasser- und Elektrolytausscheidung ist bei den meisten Nierenpatienten eine diuretische Therapie, u. U. in komplexer Form als „Nephronblockade", zur Verhinderung bzw. Therapie einer **Überwässerung** notwendig. Störungen des **Säure-Basen-Haushaltes** (insbesondere metabolische Azidose) und der **Elektrolytbalance** bedürfen einer sorgfältigen Kontrolle und ggf. Einleitung/Anpassung entsprechender Therapiemaßnahmen.

Bedingt durch die eingeschränkte renale Vitamin-D-Aktivierung und die Neigung zur Hyperphosphatämie infolge verminderter renaler Phosphatelimination kommt es zu einer Erhöhung des Parathormonspiegels **(sekundärer Hyperparathyreoidismus)** mit langfristig schwerwiegenden Wirkungen auf die Knochenstruktur (Mineralisationsstörung, Osteomalazie, Frakturneigung); zugleich spielt die Hyperphosphatämie und Kalziumstoffwechselstörung eine wichtige Rolle für die Ausbildung einer **Gefäßverkalkung** mit komplexen vaskulären Folgeerkrankungen.

Die Entwicklung einer **renalen Anämie** infolge einer inadäquaten Erythropoeitin(EPO)-Produktion tritt abhängig von

1

der Grunderkrankung (bei Diabetes mellitus und interstitiellen Nephritiden früher, bei Zystennieren erst spät) bei mittel- bis höhergradiger Niereninsuffizienz ein; vor einer evtl. EPO-Therapie müssen ein Eisenmangel und mögliche andere Anämieursachen ausgeschlossen bzw. behoben werden.

Wichtige Folgeerkrankungen der Niereninsuffizienz stellen schließlich die oft schwere **Linksherzhypertrophie** und weitere kardiale Manifestationen (koronare Herzerkrankung, Herzinsuffizienz, plötzlicher Herztod) dar; die chronische Niereninsuffizienz ist ein gewichtiger, unabhängiger Risikofaktor für kardiovaskuläre Komplikationen.

1.4 Behandlungsmöglichkeiten

Behandlung auslösender Störungen

Die Behandlung einer chronischen Niereninsuffizienz erfolgt zunächst soweit möglich natürlich durch eine **spezifische Therapie** der auslösenden Störung oder Erkrankung, z. B. antientzündliche/ immunsuppressive Medikation, Ausschaltung nephrotoxischer Noxen, Beseitigung von Harnableitungsstörungen.

Da es im Verlauf chronischer Nierenerkrankungen aber meist unabhängig von den initialen Faktoren zu einem progredienten Funktionsverlust kommt (v. a. durch Hyperfiltration in den an Zahl abnehmenden funktionellen Nephroneinheiten sowie Hochdruckfolgen und proliferativ-fibrosierende Vorgänge), haben die unspezifischen, d. h. unabhängig von der Grunderkrankung einzusetzenden, Maßnahmen der sogenannten **supportiven Therapie** eine sehr große Bedeutung für die Verzögerung der renalen Progression.

Hierzu gehören die konsequente **Blutdrucktherapie** mit Absenkung des arteriellen Blutdrucks auf Zielwerte von 120–130 mmHg systolisch – vorzugsweise mit Angiotensin-hemmenden Pharmaka wie ACE-Hemmern oder Sartanen zur effizienten Senkung des intraglomerulären Drucks, damit auch die bestmögliche **Verminderung einer Proteinurie**, ein Ausgleich der metabolischen **Azidose**, eine moderate diätetische **Eiweißrestriktion**, eine Vermeidung **nephrotoxischer Medikamente** (NSAR, einige Antibiotika, Kontrastmittel) sowie unbedingt auch eine Vermeidung des **Nikotinkonsums**, der als klarer Progressionsfaktor bekannt ist.

Bei Diabetikern ist die Optimierung der **Blutzuckereinstellung** (unter Vermeidung einer zu drastischen, gerade bei Nierenpatienten Hypoglykämie-gefährdenden Senkung) neben der Blutdrucksenkung ein wichtiges Ziel. Darüber hinaus wird auch die Rolle einer Senkung erhöhter **Harnsäurewerte** für die Progressionshemmung zunehmend betont. Die erhoffte progressionsverzögernde Wirkung einer medikamentösen Lipidsenkung hat sich dagegen in mehreren Studien nicht sicher bestätigen lassen.

Trotz der für den Nierenpatienten zunächst frustrierenden Perspektive, an einer nicht reversiblen, fortschreitenden chronischen Erkrankung zu leiden, lässt sich durch sorgfältigen Einsatz der o. g. Therapieansätze in Verbindung mit intensiver Anleitung und Motivation des Patienten sowie der Notwendigkeit angepasste engmaschige nephrologische Kontrolluntersuchungen in vielen Fällen doch eine erstaunliche und für alle Beteiligten sehr erfreuliche Stabilisierung der Nierenfunktion auch über lange Zeiträume hinweg erreichen. Die begleitende Diagnostik im Hinblick auf die o. g. Begleiterkrankungen und ggf. Einleitung entsprechender Therapiemaßnahmen trägt zu einer Verhinderung bzw. Reduktion von Folgeerkrankungen und einer Verbesserung der Lebensqualität bei.

Fallbeispiele: verschiedene Ursachen und Verläufe

Fallbeispiel

Bei der Studentin M. N., 21 J., ohne signifikante Vorerkrankungen, wird eine Blutentnahme durchgeführt, weil sie bei einem Familien-Fahrradausflug weniger belastbar und schlapper als sonst war. Es zeigt sich eine Kreatininerhöhung auf 7 mg/dl (eGFR 7 ml/min/KÖF) in Verbindung mit einer Anämie (Hb 7,3 g/dl); die Nieren sind sonographisch nur mäßig verkleinert, eine Biopsie ergibt jedoch eine chronisch-interstitielle Nephritis mit fortgeschrittenen Vernarbungsvorgängen. Eine Steroidtherapie ist erfolglos; bei langsamem weiteren Progress kann eine Lebendspende von einem Angehörigen vorbereitet und vier Monate nach Diagnosestellung der Niereninsuffizienz ohne eine Dialysetherapie bei einem Kreatinin-Wert von 10 mg/dl (eGFR 5 ml/min/KÖF) eine erfolgreiche präemptive Nierentransplantation durchgeführt werden.

Fallbeispiel

Der 80 J. alte frühere Handwerker H. C. leidet an einer familiären Zystennierenerkrankung; ein Bruder war vor zwölf Jahren nach mehrjähriger Hämodialyse transplantiert worden und ist inzwischen verstorben, eine Schwester ist an der Dialyse. Über Jahre hinweg hat sich unter einer mäßigen antihypertensiven Medikation die Nierenfunktion einigermaßen stabil gehalten (eGFR um 20 ml/min/KÖF); zweimal kam es zu reversiblen Einbrüchen/Kreatinin-Anstiegen im Rahmen von Harnwegs- bzw. Zysteninfekten. In den letzten Monaten vor Eintritt der Dialysepflichtigkeit war eine Bicarbonat-Substitution und bei sinkendem Hämoglobin-Wert auch eine niedrig-dosierte EPO-Therapie notwendig. Über einen im Jahr zuvor angelegten Cimino-Shunt erfolgte bei einer eGFR von 8 ml/min eine geplante elektive Einleitung der Hämodialyse.

1

Fallbeispiel

Der 60 J. alte Typ-I-Diabetiker E. T. ist trotz Z. n. traumatischer Beinamputation vor 30 J. und fortgeschrittener KHK und Niereninsuffizienz noch selbstständig berufstätig. Nach einer schweren kardiorenalen Dekompensation bei eGFR 14 ml/min/KÖF stabilisiert sich unter komplexer progressionshemmender, u. a. antihypertensiv-antiproteinurischer Medikation die Nierenfunktion für weitere drei Jahre, eine Episode einer E.coli-Urosepsis wird ohne Langzeitfolgen überstanden. Eine Shuntanlage ist im letzten Jahr erfolgt; derzeit noch engmaschige Kontrollen alle 2 Wochen ohne Dialyse bei einer eGFR von 7 ml/min/KÖF.

Fallbeispiel

Bei der 78 J. alten Hausfrau B. C. wird aufgrund eines akut auf chronischen Nierenversagens mit Diuretika-resistenter massiver Überwässerung und wiederholten schweren Pleuraergüssen eine chronische Peritonealdialyse (Zentrums-IPD) eingeleitet. Nach sukzessiver Gewichtsreduktion von 92 auf 67 kg im Verlauf des folgenden Jahres stabilisiert sich die Nierenfunktion soweit, dass bei Kreatininwerten um 1,3 mg/dl (eGFR um 30 ml/min/KÖF) und stabilem Gewicht ein dauerhafter Dialyseauslass und Entfernung des Katheters möglich sind.

1.5 Indikationen zur Einleitung der Nierenersatztherapie

Wann wird die Nierenersatztherapie eingeleitet?

Bei einer langsam verlaufenden präterminalen Niereninsuffizienz ohne klinische, insbesondere urämische Symptome oder Zeichen kann mit der Einleitung einer Nierenersatztherapie im Einzelfall bis zu einem Abfall der eGFR auf 5–8 ml/min/1,73m² KÖF gewartet werden; in der Regel sollte ab einer eGFR von 10–12 ml die Indikation kritisch überprüft und die notwendigen Vorbereitungsschritte eingeleitet werden.

Klinische urämiebedingte Indikationen zur Dialyseeinleitung sind:

- Auftreten einer Serositis/Perikarditis
- Schwere Säure-Basen- und Elektrolyt-Verschiebungen (z. B. symptomatische Hyperkaliämie)
- Juckreiz
- Diuretika-resistente Überwässerung/Fluid-Lung
- Therapierefraktäre Hypertonie
- Zunehmende Inappetenz und Übelkeit/Erbrechen
- Verschlechterung des Ernährungszustandes mit Substanzverlust
- Nachlassen von Aufmerksamkeit, Gedächtnis und Vigilanz

1.6 Behandlungsoptionen bei terminaler Niereninsuffizienz

Abhängig von den Begleitumständen (Alter, weitere Erkrankungen, Prognose, Vorliegen einer Patientenverfügung) kann im Einzelfall auch die Entscheidung zum Verzicht auf eine Nierenersatztherapie/Dialyse und Einschlagen eines **palliativen Therapieweges** eine Option darstellen.

In der Regel wird es aber gemeinsam mit dem Patienten um die Entscheidung darüber gehen, welches Verfahren der Nierenersatzbehandlung/Dialyse möglich, sinnvoll und zumutbar ist. Die umfänglichste und beste Form des Nierenersatzes stellt eine erfolgreiche **Nierentransplantation** dar. Diese kann nur in wenigen Fällen (bei langsamem Progress einer präterminalen Niereninsuffizienz und Verfügbarkeit einer Lebendspende) bereits „präemptiv" unmittelbar vor Erreichen der Dialysepflichtigkeit durchgeführt werden. Grundsätzlich sollte aber mit Beginn einer Dialysetherapie die Möglichkeit der Transplantation angesprochen und evaluiert werden, sodass der Patient nach Durchführung der notwendigen vorbereitenden Untersuchungen zeitnah zur Transplantation angemeldet werden kann.

Bei einer durchschnittlichen Wartezeit von 7–8 Jahren ab Dialysebeginn auf ein Spenderorgan von einem Verstorbenen wird eine Erhöhung des bisher mit 15 % noch geringen Anteils von Lebendspende-Transplantationen angestrebt. Eine strikte Altersgrenze für die Transplantationsanmeldung gibt es nicht; allerdings können die insbesondere bei älteren Patienten oft vorhandenen komplexen, v. a. kardiovaskulären Begleiterkrankungen die Aussicht auf eine komplikationsarme und erfolgreiche Transplantation stark beeinträchtigen. Eine Kontraindikation stellen wegen der Notwendigkeit der späteren Immunsuppression nicht-sanierbare Malignome und Infektionen dar.

Die **Hämodialyse** stellt trotz prinzipieller Gleichwertigkeit gegenüber der Peritonealdialyse in Deutschland weiterhin die ganz überwiegend eingesetzte Form der Nierenersatz-/Dialysetherapie dar. Als **Gefäßzugang** für die Hämodialyse („Blutwäsche") wird nach Möglichkeit rechtzeitig vor Eintritt der Dialysepflichtigkeit (angestrebt etwa 6–12 Wochen vor zu erwartendem Dialysebeginn) eine arteriovenöse Fistel am Arm angelegt, bevorzugt am Unterarm als sogenannter Cimino-Shunt mit Schaffung einer Kurzschlussverbindung zwischen der Arteria radialis und der distalen Vena cephalica, bei schlechteren Gefäßbedingungen ggf. weiter proximal am Unterarm oder in der Ellenbeuge. Nach einigen Wochen der Ausreifung mit Anstieg des Durchflussvolumens und Kräftigung der Venenwand ist die Punktion zur Dialyse möglich.

Behandlungsoptionen

Bei unzureichenden körpereigenen Gefäßvoraussetzungen kann die Implantation eines Kunststoffinterponats (als langstreckige oder schleifenförmige Überbrückung zwischen Arterie und Vene) eine Alternative darstellen, je nach Art des Prothesenmaterials mit teilweise schon sehr rascher Punktierbarkeit, andererseits aufgrund der Verwendung von Fremdmaterial auch höheren Komplikationsraten im Verlauf.

Eine weitere Möglichkeit des Gefäßzugangs besteht in der Implantation eines subkutan getunnelten Vorhofkatheters (ein- oder zweilumig), der eine sofortige Nutzung zur Dialyse ermöglicht, wegen der Risiken (Infektionen, Funktionsstörungen, Thrombosierungen) aber nach Möglichkeit nur überbrückend bis zur Schaffung einer ausreichenden arteriovenösen Fistel eingesetzt werden sollte. Die früher standardmäßig einsetzten ungetunnelten großlumigen zentralvenösen Katheter zur Dialyse (nach ihrem Erfinder sogenannte „Shaldon-Katheter") werden nur noch in Akutsituationen zur kurzfristigen Nutzung, z. B. in der Intensivmedizin, eingesetzt.

Häufigkeit der Gefäßzugänge in Deutschland:
- AV-Fistel/Shunt 75–80 %
- Kunststoffinterponate 3–8 %
- Getunnelte Vorhofkatheter 17 %

Die weitaus häufigste Form der Hämodialyse ist die intermittierende ambulante Behandlung dreimal pro Woche über 4–5 Stunden in einer nephrologischen Praxis bzw. einem Dialysezentrum. Die selbstständige Durchführung einer Hämodialyse zu Hause hat gegenüber früheren Jahren quantitativ stark an Bedeutung verloren.

Bei der **Peritonealdialyse** ist der Vorgang der Dialyse, d. h. des Stofftransportes und -austausches über eine Membran, in den Bauchraum des Patienten verlagert worden, der in verschiedenen Verfahrensweisen mit einer glukosehaltigen hypertonen Dialyselösung aufgefüllt wird. Dazu wird bei Stelllung der Indikation zur Andialyse operativ ein Katheter im Unterbauch platziert, über den in den Folgetagen die Behandlung eingeleitet wird. Nach Entlassung aus der Klinik (meist nach 4–7 Tagen) findet der weitere Aufbau der Behandlung gleichzeitig mit der Ausbildung („Training") des Patienten zur selbstständigen Dialysedurchführung statt, die nach einigen Wochen dann in der Regel zu Hause erfolgt; die Peritonealdialyse ist damit die dominierende Form der Heimdialyse-Therapie.

Der relative Anteil der Peritonealdialyse in Deutschland beträgt nach Zahlen von 2015 6,4 % der Dialysen insgesamt. Ein Teil der PD-Behandlungen wird allerdings auch als sogenannte intermittierende Peritonealdialyse in Dialysepraxen bzw. -zentren durchgeführt (sogenannte Zentrums-IPD meist 3 ×/Woche, teilweise über Nacht), vorwiegend bei älteren kardiorenal stark eingeschränkten Patienten.

Die Auswahl des Nierenersatzverfahrens für den einzelnen Patienten muss nach ausführlicher und individueller Information und Aufklärung eingebettet in ein Gesamtkonzept der Betreuung erfolgen, das neben den medizinischen Voraussetzungen auch psychologische Faktoren, die psychosoziale Einbettung in Familie/Angehörige/Umfeld, gegebenenfalls auch die Arbeitssituation berücksichtigt. Für die Akzeptanz und den individuellen Erfolg jedes Verfahrens ist neben der intensiven und regelmäßig wiederholten Aufklärung und Information das Verhalten des Patienten selbst, sein Verständnis, seine Bereitschaft und Fähigkeit zur Mitarbeit/Compliance in Bezug auf Trinkverhalten, Ernährung, Medikation etc. von Bedeutung.

1.7 Auswirkungen des demographischen Wandels

Trotz wachsenden medizinischen Wissens und erfolgreicher Strategien zur Progressionsverzögerung renaler Erkrankungen nimmt die Zahl dialysepflichtiger Personen weiterhin langsam zu. Hauptursache dafür ist die demographische Verschiebung der Alterspyramide mit einer starken Zunahme alter und sehr alter Personen, die einen Progress der Niereninsuffizienz (auf dem Boden von langjährigem Hochdruck, Diabetes, oft auch Nikotinkonsum) bis in das Stadium der Dialysepflichtigkeit erleben und von der gesundheitlichen Gesamtsituation (und dementsprechend auch den Eigen- und Fremderwartungen) her für eine Dialysetherapie nicht nur in Betracht kommen, sondern meist davon auch noch klar profitieren können.

Selbstverständlich hat diese Tatsache gravierende Auswirkungen auf die finanziellen und anderen Ressourcen im Gesundheitssystem. Die Behandlungskosten für einen Dialysepatienten betragen ca. 40.000 €/Jahr; insgesamt 1,2 % der gesamten Gesundheitskosten in Deutschland werden für die Therapie der terminalen Niereninsuffizienz aufgewendet.

Demographischer Wandel

Dialyse als Institution

Jürgen Schäffer, Christina Sokol und Uwe Hoppenworth

© Springer-Verlag GmbH Deutschland 2018
C. Sokol, U. Hoppenworth (Hrsg.), *Betreuung von Dialysepatienten,*
https://doi.org/10.1007/978-3-662-56357-1_2

2

Institutionelle Bedingungen
beeinflussen die Betreuung

Im Mittelpunkt des pflegerischen Handelns in der Dialyse steht die Begegnung mit dem einzelnen Menschen. Die Qualität dieser Begegnung ist wesentlich von der Hinwendungsbereitschaft der jeweiligen Pflegefachkraft abhängig – darüber hinaus wirken aber auch eine Reihe struktureller Bedingungen auf die Versorgung der Patienten.

So, wie die einzelne Dialyse als System organisiert und gegliedert ist, wirkt sie in erheblichem Maße auf die Arbeit des Personals, denn bestimmte Arbeitsaufgaben sind aufgrund der administrativen Vorgaben schon vorbestimmt und können in ihrer Richtung vom Einzelnen nicht mehr grundlegend verändert werden. Dazu gehören Zeitrhythmen, Teamzusammensetzungen, Arbeitsabläufe, Regeln (Hausordnung), Dienstpläne etc. Die Institution „Dialyse" ist bestrebt, unabhängig vom Wechsel ihrer Mitglieder (Patienten und Personal) zu bestehen – und dazu ist ein personenunabhängiges Regelwerk notwendig. Wie auch immer die einzelne Dialyse organisiert ist, sie wirkt auf die Handlungsweisen und Wahrnehmung der Patienten und der Dialysemitarbeiter (Büssing 1992).

Neben den sozialpsychologischen Bedingungen der Kommunikation wirken also immer auch strukturelle Faktoren des Systems. Die Dialysestation als organisatorisches System favorisiert bestimmte Kommunikationsformen und schließt andere eher aus. Einzelne Verbindungen zwischen den verschiedenen Bereichen der Dialysestation sowie die verschiedenen Positionen innerhalb der Hierarchie etablieren bzw. bedingen bestimmte Verständigungs- und Verhaltensweisen, die kompatibel zur Funktion des Systems sind.

Grundsätzlich gilt: Nicht das System der Dialysestation hat Probleme – sondern bestimmte Probleme im Netzwerk der Organisation erzeugen einen bestimmten Zustand des Systems! Die Verständigung des Pflegepersonals mit den Patienten (aber auch mit Kollegen, Ärzten oder anderen Mitarbeitern) ist eingebettet in vorgegebene Beziehungen mit ganz bestimmten Regeln, die den Rahmen der unmittelbaren individuellen Situation jeweils festlegen (z. B. Zeitrhythmen und Zuständigkeiten). Diese „systemischen Bedingungen" haben ganz unterschiedliche Reichweiten, sie wirken mehr oder weniger bewusst auf die Betroffenen – und bestimmen Kommunikationsweisen derart, dass sie einen Rahmen der Verständigung vorgeben.

Bei der Erörterung berufsfeldspezifischer Konfliktfelder ist es deshalb sinnvoll, individuelle Ursachen von Konflikten von strukturellen, systembedingten Konfliktursachen zu unterscheiden. Das entlastet den Einzelnen und lenkt den Blick auch auf die Arbeitsbedingungen – und auf mögliche Veränderungen. Nachstehend werden verschiedene Organisationsformen von Dialyseeinrichtungen vorgestellt.

2.1 Organisationsformen

Dialyse findet in unterschiedlich organisierten Einrichtungen und an verschiedenen Orten statt. Die klassischen **Organisationsformen** der chronischen Dialyse sind (Geberth und Nowack 2014):

- ambulante Dialyse,
- (teil)stationäre Dialyse,
- zentralisierte Heimdialyse und
- Heimdialyse.

Im Lauf der fast fünf Jahrzehnte seit Einführung einer zunehmend flächendeckenden chronischen Dialyseversorgung haben sich die Schwerpunkte und damit die Bedeutung dieser Organisationsformen stark verändert. In den Aufbaujahren (1970er und 1980er Jahre) war die Zahl der Dialyseeinrichtungen noch gering und dementsprechend die Entfernungen v. a. in den ländlichen Bereichen recht groß. Es wurden deshalb große Anstrengungen unternommen, die Patienten mit ihren Angehörigen für eine selbstständige Durchführung der Dialysen zu Haus zu motivieren und auszubilden (**Heimdialyse**).

Als begünstigende Faktoren hierfür sind zu nennen das Interesse, die Bereitschaft, die Möglichkeit und Fähigkeit der oft noch jüngeren Patienten und ihrer (Dialyse-)Partner, sich auf die zeitlichen und fachlichen Anforderungen einzulassen und ein hohes Maß an Selbstverantwortung wahrzunehmen, selbstverständlich unterstützt vom pflegerischen und ärztlichen Team des betreuenden Zentrums. Ein klarer Vorteil ist die persönliche Unabhängigkeit: Es besteht keine zwingend festgelegte tageszeitliche Bindung an Dialysezeiten, die Patienten genießen flexible Gestaltungsmöglichkeit im diätetischen Rahmen und haben keine Fahrzeiten zur Dialyse. Der Personalaufwand für die betreuenden Einrichtungen ist – abgesehen von der aufwändigen Trainingsphase von 6–8 Wochen – gering und die Fahrkosten sind für die Krankenkassen minimal.

Selbstverantwortung

Für Patienten, deren räumliche oder sozial-familiäre Situation (zu kleine Wohnung, keine regelmäßige Verfügbarkeit eines Dialysepartners) die Heimdialyse nicht zulässt, wird eine räumliche Zusammenfassung in **Limited-Care-Einrichtungen** angeboten, wo zumindest eine, meist mehrere qualifizierte Pflegefachkräfte tätig sind. Dazu gehören ärztliche Visiten einmal pro Woche und eine ständige Rufbereitschaft. Die Patienten haben die Möglichkeit, die Dialyse unter der Assistenz des Pflegepersonals teilweise oder ganz selbstständig durchzuführen. Sie haben den Status eines Heimdialysepatienten, sind aber auch an abgesprochene Dialysezeiten und Regeln gebunden. Die Patienten sind meist sehr motiviert und eigenverantwortlich. Das Dialysefachpersonal übernimmt in begrenztem Umfang die Rolle

2

des „Partners" in der Heimdialyse, arbeitet eigenverantwortlich und übernimmt nicht selten ärztlich definierte Aufgaben.

Die Durchführung der ambulanten Dialysebehandlung in einer **Praxis, Zentrums- oder Krankenhausdialyse** ist sinnvoll und notwendig für Patienten mit komplizierten Sekundärerkrankungen, mit kardiovaskulären Erkrankungen sowie für ältere und psychisch instabile Patienten. Durch die Anwesenheitspflicht von Ärzten und qualifiziertem Pflegefachpersonal ist eine ständige Überwachungsmöglichkeit der Patienten gewährleistet; bei Komplikationen ist umgehende Hilfe möglich. Feste Behandlungszeiten, Anpassung an Regeln und damit direkte Abhängigkeiten sowie Grenzen in der aktiven Mitarbeit machen das System auch für Patienten überschaubar. Das Dialysefachpersonal wird mit den teilweise starken Emotionen der Patienten konfrontiert, die zum einen durch die individuelle Krankheitsverarbeitung bestimmt und zum anderen durch die Organisationsstruktur verstärkt oder gemindert werden können.

Eine **teilstationäre oder stationär-nephrologische Dialyse im Krankenhaus** ermöglicht zusätzlich eine Risiko- und Intensivdialyse. Die meisten Patienten haben eine kurze Verweildauer. Das Dialysefachpersonal begegnet dem Patienten häufig in traumatischen Krisensituationen, wie z. B. Erstdialysen, bei interventionspflichtigen Shuntproblemen, in Verbindung mit anderen konservativ oder operativ zu behandelnden Erkrankungen. Andererseits gehört auch die Durchführung und Betreuung unproblematischer Behandlungen zum Spektrum der (teil-) stationären Dialyse, zumal ihnen eine große Bedeutung für die Aus- und Weiterbildung von ärztlichem und pflegerischem nephrologischem Personal zukommt. Die in den letzten Jahren aus Kostengründen aufgekommene Diskussion um die zukünftige Rolle dieser Dialyseform dauert gleichwohl an.

Alter und Morbidität

Die medizinische und epidemiologische Entwicklung mit stark zunehmendem Anteil alter und multimorbider Dialysepatienten (▶ Kap. 1) hat dazu geführt, dass heute die ganz überwiegende Zahl der chronisch-ambulanten Dialysen in Zentren (nephrologischen Praxen, Dialysezentren, Krankenhausdialysen) durchgeführt wird. Insbesondere die Zahl von Dialysepraxen, die in enger Nachbarschaft zu Krankenhäusern oder sogar direkt in Kliniken eingerichtet wurden, steigt kontinuierlich an.

Die nahe räumliche und fachliche Anbindung im Rahmen einer Kooperation zwischen ambulanter Dialyse und Klinik hat für alle Beteiligten, insbesondere für die betroffenen Patienten, klare Vorteile:

- Versorgung in schwierigen/kritischen Situationen
- Kontinuierliche Dialysebetreuung auch beim Wechsel zwischen ambulantem und stationärem Sektor
- Kurze Wege

– Direkter Informationsaustausch
– Konsiliarische Zusammenarbeit

Aufgrund des Alters und der Morbidität besteht für viele Dialysepatienten kaum noch eine Möglichkeit zu einer aktiven Beteiligung an dem Behandlungsprozess. Im Vordergrund steht das Interesse an einer zügigen Versorgung durch das Dialyseteam und einer möglichst wenig belastenden Dialyse. Der Anteil jüngerer Dialysepatienten ist durch die verbesserten Möglichkeiten der renalen Progressionshemmung deutlich gesunken. Auch diesen Patienten ist aber oft – auch wegen beruflicher und/oder familiärer Belastungen – nicht an einer zeitlich oder sonst wie aufwändigeren Eigenbeteiligung an der Behandlung gelegen, z. B. punktieren sich im Gegensatz zu den früheren Zeiten der Heim- und Limited-Care-Dialyse kaum noch Patienten selbst.

Ebenso wie die individuelle Situation und Präferenz der Patienten spielt natürlich auch die Einstellung der betreuenden Nephrologen und der Teamangehörigen eine Rolle in der Entscheidung, welche Dialyseform letztlich angestrebt wird. Zu fordern (und auch zu dokumentieren!) ist in jedem Fall eine gründliche und umfassende, auch auf die individuellen Bedingungen und Bedürfnisse des Patienten eingehende Beratung.

In diesem Zusammenhang ist insbesondere auch auf die **Peritonealdialyse** einzugehen, die in Deutschland weiterhin im Vergleich zu anderen Ländern weiterhin nur wenig verbreitet ist: Die Häufigkeit beträgt ca. 6 % der Dialysen (gegenüber USA 8 %, Großbritannien und Kanada ca. 20 %, Australien 25 %, Skandinavien bis zu 30 %).

Die Bauchfelldialyse, als klassische CAPD oder als Cycler-assistierte automatisierte PD, ist die heute dominierende Form der Heimdialysebehandlung. Sie ermöglicht auch alleinstehenden Patienten eine unabhängige, selbstständige Durchführung der Dialysebehandlung mit nur gelegentlichen (i. d. R. monatlichen) Kontrollen im betreuenden Dialysezentrum, aber mit ständiger Verfügbarkeit eines pflegerischen und ärztlichen Rufdienstes bei evtl. Problemen.

Die andere wachsende Gruppe von Peritonealdialysepatienten sind ältere, v. a. kardio-renal schwerstgradig eingeschränkte Patienten, die bei teilweise nur moderater Beeinträchtigung der exkretorischen Nierenfunktion (Clearance) insbesondere zur Kontrolle des Flüssigkeitshaushaltes auf die Dialyse angewiesen sind und bei denen eine intermittierende Peritonealdialyse z. B. dreimal/Woche am Tag oder über Nacht im Zentrum oder auch mit Unterstützung eines Pflegedienstes in einer Senioreneinrichtung/Pflegeheim durchgeführt wird.

Die Gegenüberstellung der Organisationsformen macht deutlich, dass das Pflegepersonal in ambulanten Einrichtungen

2

zusätzlich zur medizinischen Versorgung des Patienten unterschiedlich stark in seiner pädagogischen, psychologischen und menschlichen Kompetenz gefordert wird. Gleichzeitig gibt diese Dialyseorganisation den Rahmen vor, in dem Initiativen und Aktionen der Selbstverantwortung des Personals und der Patienten stattfinden können.

2.2 Entscheidungskriterien für Dialyseformen

Auswahl des Behandlungsverfahrens

Wo, unter welchen Bedingungen und mit welchem Behandlungsverfahren der Patient behandelt werden kann, ist von folgenden Faktoren abhängig:

- Grad der aktiven Beteiligung des Patienten
- Patientenmotivation
- Sekundärerkrankungen
- Alter
- Psychosoziale Bedingungen
- Psychische Reaktionen des Patienten auf seine Erkrankung

Weitere wichtige Faktoren bei der Auswahl des Behandlungsverfahrens sind der Informationsfluss und die Aufklärung des Patienten sowie die damit verbundenen institutionellen Möglichkeiten.

2.3 Auswirkungen institutioneller Vorgaben auf die Patientenbetreuung

Auswirkungen institutioneller Regeln

Grenzen und Regeln der ambulanten Behandlung in einer Praxis- und Zentrumsdialyse:

Fallbeispiel

Schwester P. berichtet: Herr K. ist vor einem Jahr als Akutpatient zu uns an die Dialyse gekommen. Er ist 34 Jahre alt und berufstätig. Das erste dreiviertel Jahr reagierte er uns gegenüber ablehnend, teilweise sogar aggressiv. Über den Ablauf der Dialyse, die Dialysemaschine oder die Ernährungsumstellung wollte er nichts wissen. Wir hatten wenig Verständnis für sein Verhalten. Im Vergleich zu anderen Patienten ging es ihm gut. Es hätte ihm noch besser gehen können, wenn er die Krankheit besser akzeptiert hätte und sich um seine Ernährung und um sein Trinkverhalten gekümmert hätte. Vor 3 Monaten passierte dann etwas für uns völlig Unerwartetes, was wir uns bis heute nicht erklären können. Er fing plötzlich an, Fragen zu stellen, während ich die Maschine aufbaute. In den nächsten 3 Monaten wollte er alles über seine Werte, seine Medikamente und die Funktionalität der Maschine wissen. Er wollte eine Ernährungsberatung, die wir ihm im Zentrum nicht anbieten konnten. Bis zu einem gewissen Zeitpunkt machte es uns richtig Spaß, den Patienten zu begleiten und zu sehen, wie er aufblüht. Und dann fing es an, anstrengend zu werden. Anstrengend, weil wir ihm und uns Grenzen setzen mussten.

Die wenigsten Praxis- oder Zentrumsdialysen haben die Möglichkeit, Patienten wie Herrn K. in eine LC-Dialyse zu verlegen. Für das Dialysefachpersonal entstehen dadurch zusätzliche Auseinandersetzungen mit Patienten, die auf solche organisatorischen Begrenzungen emotional-affektiv reagieren.

> **Praxistipp**
>
> Um eine wachsende Selbstständigkeit des Patienten zu erreichen, muss das Team gemeinsam mit den verantwortlichen Ärzten überlegen, welche Angebote dem Patienten gemacht werden können.

Folgende Möglichkeiten sollten geklärt werden:

Förderung von Patientenverantwortlichkeit

- Werden die Voraussetzungen zur Heimdialyse erfüllt?
- Gibt es die Möglichkeit, Herrn K. gemeinsam mit einem weiteren mobilen Patienten zu separieren und zu trainieren (kleine LC-Einheit)?
- Können Herrn K. in seiner Dialyseeinheit Freiräume in der Mitgestaltung eingeräumt werden?

Die flexible Gestaltung von Patientenansprüchen stellt entsprechend hohe Ansprüche an den Gestaltungswillen und die Bereitschaft des Teams. Es sollte sich einig sein über die Implementierung des „neuen" Patientenverhaltens.

2.4 Die Dialysestation – ein komplexes System

Die Darstellung des Beziehungsnetzes (◘ Abb. 2.1) entstand im Verlauf einer Supervisionssitzung mit einem Dialyseteam. Alle Beteiligten waren überrascht, wie weitverzweigt und kompliziert das „Netz der Kommunikation" gespannt ist. Die Kreise auf den Verbindungslinien und in den Kästen markieren Stellen im System der Dialyse, die aus dem Erfahrungsschatz der Beteiligten als konfliktträchtig eingeschätzt wurden. Neben den „systemimmanenten" (betriebsinternen) Positionen gibt es eine Vielzahl von relevanten Positionen an der Peripherie des Systems, die für die Versorgung aber unbedingt notwendig sind.

Insgesamt ist die Dialyse ein hochkomplexes System – vergleichbar einem Mobile. Schon ein leichter Anstoß sorgt dafür, dass alles in Bewegung gerät, sich bewegt, um schließlich ein neues

Die Dialyse: ein komplexes System

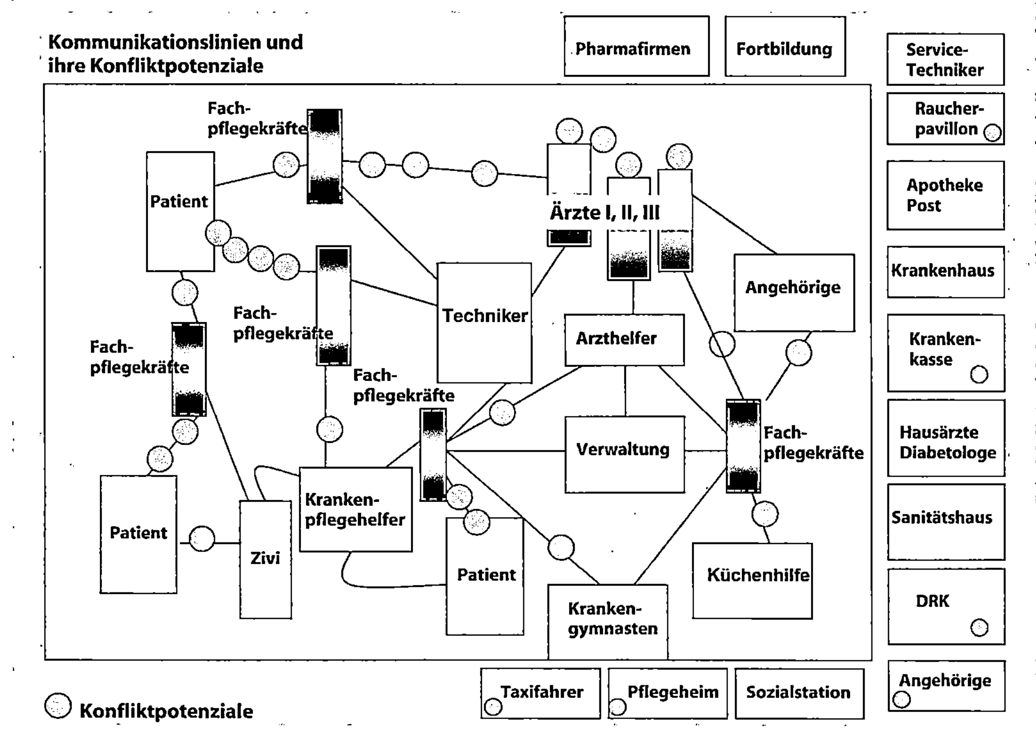

■ Abb. 2.1   Dialysevernetzung: Kommunikationslinien und Konfliktpunkte

Gleichgewicht zu finden. Solche Bewegungen („Störungen") im System müssen nicht nur negativ gewertet werden, denn sie haben auch eine Signalfunktion: Sie fordern zum Innehalten, Sich-Vergewissern auf und sie problematisieren die Selbstverständlichkeiten von Routinen. Störungen besitzen insofern immer auch das Potenzial für eine positive Entwicklung des Systems (d. h. der Dialysestation).

In komplexen Einrichtungen, wie z. B. der Dialyse, kommt es leicht zu Missverständnissen und Kommunikationsstörungen. Warum solche Fehlleistungen auftreten können, hat Dörner (2003) an komplexen Systemen untersucht. Diese Beispiele eignen sich hervorragend, das Geschehen in der Dialyse besser zu verstehen.

2.4.1 Merkmale komplexer Systeme

Nach Dörner (2003) zeichnen sich Systeme wie Dialyseeinrichtungen durch mindestens 5 Merkmale aus:

Fünf Eigenschaften des Dialysesystems

- Komplexität
- Intransparenz
- Dynamik
- Vernetzung
- Unvollständigkeit oder Falschheit der Kenntnisse

Im Folgenden werden diese Merkmale in Bezug auf das „System Dialyse" genauer beschrieben.

■ Komplexität

In der Dialyse wirken viele voneinander abhängige Momente auf die dort befindlichen Menschen. Das Zusammenspiel dieser Variablen nennt Dörner „Komplexität", sie ist allerdings keine feste Größe, sondern individuell bestimmt. So verfügt beispielsweise eine unerfahrene Pflegekraft noch nicht über die notwendigen Erfahrungen, um die Station als eine Einheit zu erleben. Für sie ist die Station ein Sammelsurium aus vielen komplizierten Einzeldaten wie Maschinenbedienung, medizinisch-technische Ausstattung, Terminologie, Patientengruppen mit ganz unterschiedlichen Ansprüchen und Symptomatiken usw. Eine erfahrenere Pflegekraft dagegen nimmt diese Informationen nicht mehr als Einzeldaten wahr, sondern als eine in Bezug zueinanderstehende Einheit.

Komplexität

Die Komplexität eines Systems – in diesem Fall der Dialyse – wird stets aus der besonderen Perspektive eines bestimmten Mitgliedes mit einem bestimmten Erfahrungs- und Kompetenzvolumen erlebt. Und Perspektiven gibt es so viele wie Mitglieder im System!

■ Intransparenz

Viele Einzelheiten sind demjenigen, der zu planen und Entscheidungen zu treffen hat, gar nicht oder nicht unmittelbar

Intransparenz

zugänglich. Er steht wie vor einer „Milchglasscheibe". Selbst wenn eine erfahrene Pflegekraft davon ausgeht, alle wesentlichen Informationen über den Dialyseablauf zu besitzen, weiß sie doch nicht, in welcher physischen und psychischen Verfassung der Patient in die Dialyse kommt.

■ Dynamik

Dynamik

Teilgebiete des „Systems Dialyse" sind nicht statisch, sondern dynamisch, sie verändern sich, ob die Betroffenen es wollen oder nicht, zum Teil unabhängig von den vorgegebenen Zeitrhythmen. So können z. B. neue Arbeitsbedingungen, bevorstehende Kündigungen, aber auch schlicht die Renovierung der Räume für Unruhe im Team sorgen. Das erzeugt Zeitdruck und unangemessene Beschleunigungen: Das gleiche Arbeitsvolumen muss künftig u. U. unter erschwerten Bedingungen oder mit einem dezimierten Team bewältigt werden.

■ Vernetzung

Vernetzung

Die Gedanken, Gefühle und Stimmungen des Einzelnen bilden insgesamt ein Bündel von handlungsbestimmenden Faktoren, d. h., sie sind implizit wirksam, aber dem Akteur nicht unbedingt bewusst. So verändert z. B. die Entlassung einer Pflegekraft oder ein Wechsel in der „Chefetage" den Zustand des gesamten Teams.

■ Unvollständigkeit oder Falschheit der Kenntnisse

Unvollständige Kenntnisse

Die Kenntnisse über das jeweilige System sind immer unvollständig oder falsch. Das Dialysepersonal benötigt eigentlich das Wissen über die Art und Weise des Zusammenspiels der verschiedenen „System-Teile" – etwa warum Patient X gerade heute und in dieser besonders heftigen Form auf Patient Y reagiert. Die Mitarbeiter wissen aber nicht nur nicht, warum es zu diesem Konflikt kam – sie gehen bei der Bewältigung desselben im Allgemeinen auch von unzulässigen, weil falschen Annahmen aus.

Umgang mit Überforderungen

2.4.2 Umgang mit schwierigen Bedingungen

Eine ganze Reihe organisatorischer Bedingungen, konzeptioneller Vorgaben und personeller Abhängigkeiten sind in ihrem Wechselspiel für den Einzelnen nur schwer oder gar nicht zu durchschauen. In dieser Komplexität arbeitet das Pflegepersonal mit chronischen Patienten. Aus der Praxis ist hinreichend bekannt, dass es in einem solchen Arbeitsbereich schnell zu Überforderungen kommen kann. Nach Dörner reagieren

Menschen auf solche Bedingungen zunächst einmal ganz unterschiedlich, eben ihrer individuellen Kompetenz-Biographie, d. h. der Summe der erlernten beruflichen Fähigkeiten und Fertigkeiten entsprechend. Bei aller Unterschiedlichkeit aber scheint es bestimmte Reaktionsweisen zu geben, die unabhängig vom Einzelfall auftreten.

Da ist zunächst der Versuch der „Trivialisierung" zu nennen: Unzulänglichkeiten im Ernährungsverhalten werden z. B. allein auf die Charakterschwäche des Patienten zurückgeführt. Der Mensch trivialisiert die Realität angesichts ihrer überwältigenden Komplexität, er banalisiert sie, reduziert die Vielfalt der Variablen (Beratungsaufwand, ernährungspsychologische Aspekte, Familiensituationen etc.) auf wenige, überschaubare Fakten. Diese werden in eine erkennbare Ordnung von Wirkung und Ursache gesetzt, bis schließlich eine stabilisierende Handlungssicherheit wieder hergestellt ist.

Eine andere Möglichkeit des Umgangs mit Komplexität besteht darin, dass die eigene Beschleunigung in der Arbeit erhöht wird. Dörner nennt dies „ballistisches Verhalten". Der Überforderte „schießt" geradezu über den Bereich der Überforderung hinweg, er vermeidet dadurch den irritierenden, in Frage stellenden Kontakt. In Gesprächen mit anderen ist dies u. a. daran zu erkennen, dass einer der Beteiligten beginnt, thematisch zu „vagabundieren", d. h., er beginnt, Themenfelder zu streifen, Themen sprunghaft zu wechseln, um auf diese Weise dem Unangenehmen aus dem Wege zu gehen.

Bezogen auf die Arbeit in der Dialyse kann dies bedeuten: „An welchen Stellen in der Arbeit beschleunige ich, in welchen inhaltlichen Bereichen bei Gesprächen mit Kollegen und Patienten neige ich dazu, Themenwechsel anzustreben?" Diese selbstreflexiven Bemühungen können helfen, den eigenen blinden Flecken in der Wahrnehmung von Konflikten auf die Spur zu kommen.

2.5　Berufsgruppen in der Dialyse

Die Versorgung von Dialysepatienten wird durch multidisziplinäre Teams gesichert. Die Teams bestehen aus:

- Ärzten (Nephrologen, Internisten, andere Fachrichtungen)
- Pflegepersonal:
  - Gesundheits- und Krankenpfleger mit oder ohne nephrologischer Zusatzqualifikation
  - Medizinische Fachangestellte mit oder ohne nephrologischer Fortbildung
  - Altenpflegekräfte

Randspalte: Trivialisierung · Ballistisches Verhalten · Themenwechsel · Berufsgruppen

- Mitarbeiter ohne besondere Berufsqualifikation, weiteres Betreuungspersonal
- Sozialarbeiter
- Diätassistenten, Fachpflegepersonal mit diätetischer Fortbildung
- Techniker

Die Mehrzahl aller Dialysebehandlungen (92,6 % g-ba 2016) wird in ambulanten Zentrumsdialysen durchgeführt. Diese Organisationsform gilt, wie im Organisationsvergleich dargestellt, als der Dialysearbeitsplatz, bei dem vom Dialysefachpersonal neben der medizinisch-pflegerischen Kompetenz auch psychosoziale und zwischenmenschliche Kompetenz gefordert wird. Die nephrologische Gesamtversorgung umfasst die Grund- und Behandlungspflege, die Dialysetherapiebehandlung mit Pflegeassessment, Pflegeplanung, Patientenbeobachtung und Verlaufsevaluation, Beratung und psychologische Gesprächsführung. Die ambulante Zentrumsdialyse gibt den Rahmen vor, in dem Initiative und Aktionen der Selbstverantwortung des Personals und der Patienten stattfinden können.

Bei der Beziehung zwischen Fachpersonal und Dialysepatient handelt es sich im Vergleich zu anderen medizinischen Versorgungsstrukturen chronisch körperlich Kranker um die mit deutlichem Abstand intensivste Beziehung. Häufig müssen Pflegekräfte deshalb auch die von den Patienten geforderten Beratungs- und Betreuungsleistungen anderer Berufsgruppen erbringen, da es oft nur einen geringen Anteil von Psychologen, Sozialpädagogen und Ernährungsberatern im Dialyseteam gibt. Diesen Ansprüchen nach Beratung etc. können sich Pflegende oft nicht wirklich entziehen.

Beziehungsarbeit bestimmt den Dialysealltag

Und auch in der Dialyse gilt: *Man kann nicht nicht Beziehungsarbeit leisten.* Selbst abstinentes Verhalten wirkt auf die Beziehung.

Nachdem bislang die Dialyse als Institution mit ihren vielfältigen Wirkungen auf die Arbeit der Fachkräfte aufgezeigt wurde, rückt im Folgenden der Patient in den Mittelpunkt der Betrachtung.

2.6 Bedeutung der Dialyse für das Erleben des Patienten

Dialyseverfahren: Erleben des Patienten

Mit den Nierenersatztherapien Hämodialyse, Peritonealdialyse und der Nierentransplantation stehen für Patienten mit terminaler Niereninsuffizienz erfolgreiche und dauerhafte Therapien zur Lebensverlängerung zur Verfügung. Wie Patienten diese lebenserhaltende Notwendigkeit einer Behandlung und die Therapien bewusst und unbewusst erleben, wird beeinflusst von entwicklungsgeschichtlichen Erfahrungen, Persönlichkeitsfaktoren und von psychosozialen Begebenheiten. Die Konfrontation und Auseinandersetzung mit einer körperlichen, chronischen und lebensbedrohlichen Erkrankung zählen nach Beutel (1988), Muthny (1992) und Schöffling (2010) zu den tiefgreifendsten Erfahrungen im Leben eines Menschen.

Eine vielleicht bis dahin vorhandene Grundsicherheit durch die verlässliche Funktionalität des Körpers, des Organs Niere und der Blasenfunktion ist bedroht und lässt sich durch die regelmäßige lebenserhaltende Notwendigkeit einer Dialysebehandlung auch nicht verleugnen. Durch die einerseits unvermeidliche „Schädigung" des Körpers und andererseits durch die absolute Notwendigkeit für das Überleben werden ambivalente Gefühle erzeugt, die die volle Aufmerksamkeit des Patienten binden. Speidel (1985) beschreibt dieses „Lebenszentrum als zweiten Nabel". Die Fistel (HD) und der Bauchkatheter (PD) rücken in den Fokus der konzentrierten Aufmerksamkeit.

2.6.1 Peritonealdialyse: eine Behandlung im Inneren

Der Entgiftungsprozess findet im Inneren des Körpers, durch ein eigenes im Körper liegendes Organ (Peritoneum) statt und wird damit als ein vertrauterer Vorgang erlebt. Dieses vertraute Erleben wird von Winnicott (1972) durch den Entwicklungsprozess einzelner Körperzonen begründet, die auch an die in Anlehnung von Schmitz definierten Leibinseln erinnern. Durch Befriedigung oder Frustration bei der Ernährung und Körpernähe entwickelt das Kind innere Bilder des Körpers, einhergehend mit einer Selbsterfahrung des Wohlbefindens oder der Frustration. Die damit verbundene biologisch-physiologische Bedürfnisbefriedigung und Körpererfahrung führt nach Borkenhagen (2000) über das Körpererleben zu einer Differenzierung des Körpers und der Körpergrenzen. Bei diesem körpernah-erlebenden Selbstempfinden handelt es sich nicht um ein bewusstes Erleben, sondern um ein präreflexives Erleben. Die Wahrnehmungen zu Vorgängen im Körperinneren sind dem Bewusstsein meist nicht zugänglich.

Zu Beispiel ist der Blutfluss im Körper nicht spürbar, wir können ihn auch nicht kontrollieren und denken auch nicht bewusst ohne Anlass (Krankheit) darüber nach. Dieses präreflexive erworbene Erleben gibt Sicherheit und Wohlbefinden. Dieses Erleben ist jeder Erfahrung mitgegeben, eine bewusste explizite Introspektion oder Reflexion ist nicht erforderlich. Jedes Erlebnis schließt das Erleben ein, „wie es ist", es zu haben, d. h., es ist unmittelbar und ohne eigene Zuschreibung als „meinhaft" gegeben (Nagel 1994).

Sieht der Patient zum Beispiel den Dialyseraum zum ersten Mal, so sieht er nicht nur die Dialysemaschine, sondern er sieht

Behandlung im „Inneren"

2

die Menschen, spürt sich zugleich in diesem Raum und in der Beziehung zu den anderen Patienten und zum Fachpersonal. Dieses Innesein erfordert kein zusätzliches Bewusstsein im Hintergrund, sondern es ist etwas, das in jeder Erfahrung selbstverständlich da ist.

2.6.2 Hämodialyse: eine Behandlung im Äußeren

Behandlung im „Äußeren"

Bei der Hämodialyse wird ein inneres körperliches System – die Nierentätigkeit – nach außen verlegt. Bisher innere körperliche Vorgänge wie Entgiftung und Entwässerung finden nunmehr sichtbar außerhalb des Körpers statt. Die Dialyse wird zu einem erweiterten körperlichen Raum. Körpergrenzen werden verschoben. Je nach Stabilität und Flexibilität der Körpergrenzen und der Körper-Selbststruktur werden von Joraschky et al. (2009) Grenzstörungen im Zusammenhang mit Untersuchungen und Operationen beschrieben. Diese zeigen sich im Selbsterleben, durch Gefühle der Fremdheit sich selbst gegenüber, zum eigenen Körper und im sozialen Kontakt. Dies kann zu Körperbildstörungen und zu dissoziativen Störungen führen. Der jeweilige Arm mit der Fistel (Shunt) wird als nicht zugehörig erlebt. Dissoziation findet statt, wenn innere Erlebnisse durch die Behandlung im äußeren als ein Trauma, als ein lebensbedrohlich wahrgenommenes Ereignis wahrgenommen wird, das die eigenen Bewältigungsmöglichkeiten übersteigt.

Der Patient schützt sich vor der Überflutung von Gefühlen der Hilflosigkeit, des Kontrollverlustes, der körperliche und psychische Organismus schaltet auf Überlebensstrategien um und spaltet (dissoziiert) diese Erfahrung aus dem Bewusstsein ab (Sokol 2014). So schützen Patienten die für die Behandlung wichtigen Körperstellen (Zugänge) vor Verletzungen – und sich selbst vor den Blicken anderer Menschen. Die Fistel erzeugt durch das Zusammenlegen der Arterie und der Vene ein lautes Fließgeräusch, was einerseits als störend erlebt wird und andererseits als Lebenszeichen gewünscht ist. Das Fließgeräusch als Symbol des Lebensflusses erinnert gleichzeitig daran, dass die Lebenserhaltung nur bedingt kontrollierbar ist. Auch durch die Aufrechterhaltung einer scheinbaren Kontrollfähigkeit des Fließgeräusches können Hilflosigkeit und Angst bewältigt werden. Andere Formen der Integration in das Körper-Selbstbild finden durch Projektionen menschlicher Eigenschaften auf die Maschine statt. Personifizierungen durch Namensgebung oder Zuweisung einer sozialen Rolle (wie z. B. Partner oder Partnerin) ermöglichen eine Identifikationen mit der Maschine und die Erweiterung eigener Körpergrenzen.

Der Dialysepatient

Ein körperlich chronisch kranker Mensch

Christina Sokol

© Springer-Verlag GmbH Deutschland 2018
C. Sokol, U. Hoppenworth (Hrsg.), *Betreuung von Dialysepatienten*,
https://doi.org/10.1007/978-3-662-56357-1_3

3

Erst nach einer körperlichen Erkrankung oder anderen körperlichen Veränderungen (z. B. Gewichtszunahme oder -verlust) wird der Körper bewusst wahrgenommen. Er wird meist wie ein selbstverständlicher, daher auch unauffälliger Begleiter erlebt (Hirsch 2011). Die körperliche Krankheit und die notwendige „Instandsetzung" von Funktionsstörungen lösen die Fokussierung auf den Körper aus. Der Körper wird zum „Objekt", mit dem sich der Patient nunmehr bewusst auseinandersetzt. Im Rahmen von notwendigen Anpassungsleistungen während der Behandlung muss der Patient die Berührung anderer zulassen, sein Körper (Objekt der Bemühungen anderer) wird berührt und ist zugleich dadurch berührter (Körper-Sein) (Porsch 1997). Als Teil der Identität ist der Körper Objekt und Subjekt zugleich: Er ist [...] „der Körper, den ich habe, und gleichzeitig der Körper, der ich bin" [...] (Joraschky 1986, Mahler et al. 1978, Winnicott 2002).

Die Konfrontation und Auseinandersetzung mit einer körperlichen, chronischen und lebensbedrohlichen Erkrankung zählen nach Beutel (1988), Muthny (1992) und Schöffling (2010) zu den tiefgreifendsten Erfahrungen im Leben eines Menschen, weil das selbstverständliche basale Selbsterleben verändert wird, bewusster wird. Neben körperlichen Belastungen und damit einhergehenden Körperbildveränderungen und individuellen Anpassungsprozessen erleben die Betroffenen emotionale und psychosoziale Veränderungen, Stigmatisierung und Verlust sozialer Beziehungen, die individuell bewältigt werden müssen. Körperliche Irritationen führen zu Hemmungen in der Kontaktaufnahme zu anderen Menschen, Rückzug, Insuffizienzgefühlen oder im kompensatorischen Sinne zu Bedürfnissen nach mehr Geltung.

Chronisch körperliche Erkrankungen treffen durch den Verlust von Körperfunktionen und Körperteilen vor allem die narzisstischen Wünsche, d. h. die Bedürfnisse nach andauernder Unversehrtheit, Ansehnlichkeit und Leistungsfähigkeit. Dieser Verlust bedeutet eine schwere Kränkung des seelischen Gleichgewichts und wird nicht nur als Mangel erlebt, sondern meist auch als Makel (Rudolf 2005).

3.1 Der Körper – Kontaktorgan zur inneren und äußeren Welt

Der Körper als Ort der Bedürfnisse

Der Körper ist ein „Kontaktorgan mit gesellschaftlichen Erfahrungen" (Bourdieu 2001), die permanent in ihn eindringen und ihre Spuren nicht zuletzt im Äußeren hinterlassen. Nur mit und durch den Körper ist die Welt erfahrbar. Welterfahrung ist immer auch durch Körpererleben vermittelt. So wie die soziale

Welt durch Körpersprache repräsentiert und gestaltet wird, ist sie Ergebnis körperlichen Handelns (Barlösius 2014). Der Körper schafft Ausdrucksfähigkeit von Emotionen, Körpererleben und Wahrnehmung, die durch Bindungs- und Beziehungserleben geprägt werden. Körpererleben und Reize auf der Haut bilden im Laufe der Zeit die Grundlage der Kommunikation: Sie stimulieren Wahrnehmung, Bewusstsein und Körper-Bewusstheit. Das Körperempfinden und das Körperbild sind eng verbunden mit der Biographie (Fesenfels 2006, Moré 2003), die wiederum untrennbar ist von der Interaktion mit der Umwelt. Bowlby (2006) hat vor dem Hintergrund seiner empirischen Forschung immer wieder beschrieben, dass der Körper die Voraussetzung für die Entwicklung des seelischen Lebens ist.

3.1.1 Frühe körperliche Erfahrungen

Der Umgang mit einer chronischen Erkrankung, dem Verlust bestimmter körperlicher und geistiger Kompetenzen geschieht nicht voraussetzungslos. Im Gegenteil: Entwicklungspsychologische Prozesse und deren spezifische Bedingungen generieren individuelle Bewältigungsformen jedes einzelnen Patienten, denen im Folgenden übersichtartig nachgegangen werden soll.

Im Säuglingsalter werden Reize durch Spannungen, Bedürfnisse und Entspannung je nach Intensität und Lokalität im Körper registriert. Der Säugling nimmt das Lustvolle im Kontakt zu anderen bedeutsamen Menschen in verschiedenen Körperregionen wahr. Die Körpererfahrung wird als erste verinnerlichte Erfahrung erlebt (Bowlby 2006).

Lustvolle und unlustvolle Erlebnisse durch die Befriedigung oder Frustration von Bedürfnissen nach Nahrung und Körperkontakt sorgen für eine unterschiedliche Körperwahrnehmung und eine beginnende Bildung von inneren Bildern des Körpers. Das Körperbild ist Teil des Selbstverständnisses eines Menschen und umfasst sein gesamtes Verhältnis zum eigenen Körper sowie die Einstellung und die Vorstellung des eigenen Körpers. Es beinhaltet innere Repräsentanzen der eigenen Figur, der Organe, der körperlichen Ausstrahlung und der Repräsentation der inneren und äußeren Körper-Raum-Beziehung, die das Selbstgefühl des Menschen in hohem Maße bestimmen (Joraschky et al. 2009, Borkenhagen 2000, Decker 2004). Das subjektive Körperbild gestaltet sich verschieden, je nachdem, ob ein Mensch krank oder gesund ist, sich angespannt oder entspannt fühlt, Hunger hat oder satt ist (Grunert 1977).

Werden die Gesten der Mutter als Objekt zunächst als Reize auf der Haut erlebt, bilden sie im Laufe der Zeit die Grundlage der Kommunikation: Sie stimulieren Wahrnehmung, Bewusstsein und Körper-Bewusstheit.

Körpererfahrung als verinnerlichte Erfahrung

3

Gelingt es dem Kind, durch Schreien, Weinen und körperliche Ausdrucksmöglichkeiten, die Affekte seiner Unlust auszuagieren, werden nach Porsch (1997) akute und/oder chronische psychosomatische Störungen selten oder nicht auftreten. Wird diese Kommunikationsmöglichkeit des Kindes verhindert, werden die Körper-Emotionsphantasien, die sich durch das körperliche und psychische Handeln entwickeln, nicht in die Beziehung eingebracht, sondern bleiben im Körperlichen/Psychischen des Kindes gestaut (Kutter 1980). Eine schrittweise altersentsprechende Entwicklung der Autonomie wird erschwert, was Auswirkungen im Erleben von Abhängigkeit an der Dialyse und Anpassungsschwierigkeiten zur Folge haben kann. Mit Anpassung ist hier die Fähigkeit des chronisch kranken Patienten gemeint, mit den durch die Krankheit und Behandlung verursachten Bedingungen und Anforderungen umzugehen, die Realität zu bewältigen, ohne jedoch damit vollständig identisch zu sein (Mertens 2014).

3.1.2 Die Haut

Haut – ein wichtiges
Schutzorgan

Die Haut ist durch ihre Struktur und Funktion ein verbindendes System vieler Sinnesorgane. Ohne Haut kann der Körper nicht überleben. Sie atmet, sondert ab und hat damit auch eine Stoffwechselfunktion. Die Haut hält den Körper zusammen, sie schützt das Innere nach außen, sie ist durchlässig und anpassungsfähig. Die Haut kann Reize nicht zurückweisen und sich nicht davor verschließen. Sie verschafft Schmerz und Lust zugleich. Nackte Haut wird assoziiert mit Schutzlosigkeit und Scham. Ihre Verletzbarkeit ist Ausdruck psychischen Erlebens und existenzieller Not. Unter psychophysiologischer Perspektive können psychische Ereignisse auch auf die Veränderung der Haut zurückgeführt werden und im Umkehrschluss können Hautprobleme auch auf psychische Befindlichkeiten hinweisen. Neben dem Nervensystem und den anderen Sinnesorganen zählt die Haut zu den wichtigsten Kommunikationssystemen des Menschen mit seiner Umwelt (Brähler 1995). Die Haut wird auch als „Spiegel der Seele" bezeichnet. Redewendungen, wie „das geht unter die Haut", oder „das ist zum aus der Haut fahren", weisen auf die enge Verbindung von Haut und Psyche hin.

Patienten mit schwerer Beeinträchtigung der Nierenfunktion leiden häufig unter einer Reihe von dermatologischen Begleiterkrankungen. Durch den gestörten Stoffwechsel bei Niereninsuffizienz lagern sich einige Restgifte in der Haut ab und führen mit wachsender Dialysedauer zu Hauttrockenheit (Pruritus) und Schuppenbildung. Die Patienten leiden unter Juckreiz und trockener Haut mit Spannungsgefühl, was wiederum Schmerzen,

Schlafstörungen, Angst, Depression (Weisshaar et al. 2016) auslösen kann.

Fallbeispiel
Frau G., 58 Jahre alt, ist seit 4 Jahren an der Dialyse. Sie berichtet über den ständigen Wunsch, sich zu kratzen, halte das Jucken kaum aus. Der ganze Körper würde ihr wehtun. Wenn die Fachkraft kommt, um sie zu punktieren, möchte sie sie am liebsten wegschubsen und anschreien. Noch ärgerlicher wird sie, wenn sie ihrer Meinung nach wie ein Kind behandelt wird. Sie müsse sich dann anhören, dass sie aufhören solle zu kratzen, wenn es an einer Stelle mal wieder blute. Sie wisse das alles, fühle sich unverstanden und habe das Gefühl, dass ihr nicht wirklich geholfen wird.

3.2 Selbstgefühlveränderung durch chronische Erkrankungen

Das Selbstgefühl in und mit der Krankheit basiert auf gelebten Erfahrungen, die sich darauf beziehen, in aktuellen Ereignissen bewusst und unbewusst nach Affekten zu suchen, welche eine ideale Verwirklichung von Wünschen und Bedürfnissen signalisieren. Mit der existenziellen Bedrohung durch die Krankheit erleben Patienten einen Verlust der Selbst-Verständlichkeit des Körpers. Die Frage nach dem „Wie-bin-ich und Wie-sehe-ich-aus?" beinhaltet automatisch die Fragen: „Wie war ich?", „Wie möchte ich gerne sein/aussehen" und „Wie möchte ich, dass die anderen mich sehen?" So entsteht eine Spannung durch die Diskrepanz zwischen Real-Selbst-Bild und dem Ideal-Selbst (Böker et al. 1999, Kirsch und Jordan 2000).

Selbstgefühl

Die große Diskrepanz zwischen dem gesellschaftlich geforderten Körper-Ideal und dem realen Körper-Selbstbild ist der Nährboden für ein problematisches Selbstgefühl und Selbsterleben. Gesellschaftlich vermittelte Körperbilder bestimmen wesentlich das Selbsterleben und das narzisstische Gleichgewicht. Krankheit und das dadurch ausgelöste seelische Ungleichgewicht sowie die psychischen Reaktionen zeigen, dass körperliche Integrität und narzisstische Stabilität lebenserhaltene Funktionen haben.

Wesentliche Erkenntnisse für die Arbeit mit Dialysepatienten:
- Die Bedeutung der Beziehungsbedürftigkeit eines Menschen für das Selbstwerterleben muss als ein lebenslanger Prozess angesehen werden und ist deshalb auch nicht so leicht zu verändern.
- Bewusste und unbewusste, dynamische und stabile Aspekte des Entwicklungsprozesses sind Voraussetzungen für Veränderungsprozesse.

- Psychische Prozesse korrespondieren immer auch mit körperlichen Erfahrungen und umgekehrt
- Individuelle Erfahrungen haben eine zeitlich überdauernde Struktur.
- Alle Erfahrungen bleiben ein Leben lang erhalten und mit jeder Erweiterung des Bewusstseins werden sie komplexer und die Fähigkeit der Reflexion größer.

Was der Patient an Gefühlen und Reaktionen ausdrückt, kann als Versuch einer Interaktion mit dem Fachpersonal verstanden werden. Sandler (1984) schlug eine Aufteilung in Vergangenheitsunbewusstes und Gegenwartsunbewusstes vor. Das Vergangenheitsbewusste meint unmittelbare fordernde Wünsche, Impulse und Reaktionen, die früh entwickelt wurden. In der Dialyse wird das deutlich, wenn Patienten in Rivalität mit anderen Patienten gehen, z. B. wenn das Fachpersonal bei einem Patienten mehr Zeit verbringt als bei anderen Patienten. Das Gegenwartsunbewusste bedeutet eine Verdrängungsbereitschaft, um z. B. ausgelöste Beschämungen und dadurch ausgelöste aversive Gefühle, wie Angst, Wut oder Depression, durch Veränderungen des Körpererlebens- und Selbsterlebens des Patienten zu verhindern. Lichtenberg et al. (2000) gehen davon aus, dass widerstrebende Gefühle zur Einschränkung der Verfügbarkeit von Informationen und der Informationsverarbeitung führen und dadurch eine Kommunikationssituation erschwert werden kann.

Der Patient

Inhaltsverzeichnis

Krankheitserleben und Krankheitsbewältigung

Christina Sokol und Uwe Hoppenworth

© Springer-Verlag GmbH Deutschland 2018
C. Sokol, U. Hoppenworth (Hrsg.), *Betreuung von Dialysepatienten*,
https://doi.org/10.1007/978-3-662-56357-1_4

4.1 Krankheitserleben

> **Definition**
>
> **Krise:** Unsicherheit, bedenkliche Lage, Zuspitzung, Entscheidung, entscheidende Wendung

Gesundheit, Vitalität und Jugendlichkeit rangieren in unserer Gesellschaft an höchster Stelle. Alter, Krankheit und Tod werden tabuisiert, ausgegrenzt – die durchgängige Sprachlosigkeit im Umgang mit diesen Themen, ihre permanente Vermeidung macht das Aufrechterhalten der Gesundheit zur Bedingung, um weiterhin erfolgreich an den Möglichkeiten des Wettbewerbs gesellschaftlicher Gratifikationen teilzunehmen. Einschränkung oder Verlust von Autonomie, Körperfunktionen und Körperteilen treffen damit vor allem narzisstische Wünsche, d. h. die Bedürfnisse nach andauernder Unversehrtheit, Ansehnlichkeit und Leistungsfähigkeit. Dieser Verlust bedeutet eine seelische Kränkung des Gleichgewichts und wird nicht nur als Mangel erlebt, sondern auch als Makel.

Krankheit als Verlustkrise

Umso dramatischer wird vor diesem Hintergrund der Einbruch des scheinbar selbstverständlichen Zusammenspiels der Organe und Organsysteme im menschlichen Körper erlebt. Der Körper wurde bis zur Krankheit als ein selbstverständlicher, daher auch unauffälliger Begleiter erlebt. Währt diese als Desaster erlebte Dysfunktion über einen längeren Zeitraum, kommt es im Allgemeinen zu einer Krise. Der Verlust der Gesundheit ist die Verlustkrise überhaupt, sie erschüttert den Menschen zutiefst und reißt ihn aus dem normalen Gang seines Lebens. Die Betroffenen werden durch die Erfahrung der leidvollen Erkrankung zu einer Veränderung in ihrem bisherigen Rollenverhalten gezwungen. Diese notwendigen Veränderungen lösen das Gefühl eines „belastenden Ungleichgewichts" aus, das sich zwischen der subjektiven Bedeutung des Problems und seinen Bewältigungsmöglichkeiten bewegt und eine erhebliche Schwächung der gesamten Persönlichkeit bewirkt.

Der Betroffene sieht sich in seiner Identität und seinem Selbstkonzept bedroht und empfindet eine wachsende Angst gegenüber den drängenden Problemen, die er in der momentanen Situation nicht lösen kann. Er spürt Hilflosigkeit, emotionale Verwirrung und große Unsicherheit. Die Gewissheit, das Leben selbst gestalten zu können, ist bedroht. Daraus wächst wiederum eine Angst, die lähmend wirkt.

Der Beginn der Dialysebehandlung markiert den Anfang einer solchen existenziellen Krise, die eine traumatische Schockreaktion auslösen kann. Patienten drücken dieses Erleben mit Sätzen aus wie: „Ich hatte das Gefühl, mir reißt jemand den

Boden unter den Füßen weg", „… die Welt geht unter", „Wie ein Elefant in meinem Porzellan-Leben, der alles zerstört …", „… ich wollte nicht mehr leben", „… ich bin nicht mehr ich selbst", „… es ist schwierig, Hilfe anzunehmen, andere um etwas zu bitten, sich was sagen zu lassen.!"

4.1.1 Dialysepflichtigkeit: Sturz aus der Selbstverständlichkeit

Die Krankheit und die Behandlung treffen den Menschen im „Zentrum" seiner Existenz. Die „neuen" Patienten liegen sprachlos auf dem Dialysestuhl, nehmen kaum Blickkontakt auf. Mit ihrem besonders feinen Gespür nehmen die Patienten Nuancen atmosphärischer Veränderungen in ihrer Umgebung wahr. Ihre Gefühle von Todesangst und Unsicherheit übersteigen die Leidensfähigkeit und die Stressbewältigungsmechanismen, sodass der Körper überlebensnotwendige Schutzmechanismen auslöst. Gefühle werden teilweise oder vorübergehend aus dem Bewusstsein verdrängt. Die Patienten beschreiben dieses Gefühl als einen Zustand von Unwirklichkeit, so als würden sie neben sich stehen. Oder sie geben sich der Hoffnung hin, jeden Augenblick aus einem bösen Alptraum zu erwachen. Mit einem Schlag ist nichts mehr so, wie es einmal war. Das Grundvertrauen in die Funktionalität des Körpers ist zerstört, das Selbstwertgefühl bricht zusammen, Lebensperspektiven und Lebenssinn sind zerstört. Denkvermögen, Gedächtnis- und Konzentrationsfähigkeit sind vorübergehend massiv eingeschränkt.

Die existenzielle Bedeutung der Erkrankung

Was es für den Menschen im Einzelfall bedeutet, Dialysepatient zu werden, hängt von verschiedenen Faktoren ab: Lebensalter, Familienstand, berufliche Situation u. a. Für einen jungen Menschen, der noch eine Familie gründen möchte, wird sich die Situation grundlegend von der Situation eines älteren Menschen unterscheiden, der seine Familienplanung schon länger abgeschlossen hat. Bisherige Lebensgeschichten und frühere Erfahrungen mit Krisen werden wieder aktualisiert. Entscheidend ist die persönliche Einschätzung des Patienten, denn die Menschen reagieren eben nicht nur auf die aktuelle Krise, sondern auch frühere unbewältigte Konflikt- und Krisenerfahrungen bestimmen ihr Verhalten und erschweren u. U. die Situation zusätzlich.

Wovon das Krisenerleben abhängig ist

Chronische Erkrankungen sind kaum als singuläre Belastungsereignisse aufzufassen, sondern stellen sich eher als Kette bedrohlicher und beanspruchender Erfahrungen in sehr vielen Lebensbereichen dar. Zweifellos versucht ein Patient, diese neuartigen Eindrücke gemäß seinen früheren Erfahrungen zu interpretieren. Aber die Interpretation erfolgt eben nicht ausschließlich nach dem Schema der Vergangenheit. Im Laufe des

4

Lebens lernt jeder Mensch, mit bestimmten Krisensituationen zurechtzukommen, indem er verschiedene Strategien entwickelt.

Krisen fordern neue Alltagsstrategien

Bei der Bewältigung von existenziellen Krisen versagen im Allgemeinen die bewährten Strategien. Mit Themen wie Lebensangst, Abhängigkeit, Kontrollverlust, latenter Todesbedrohung etc. wird der Mensch meist unvorbereitet konfrontiert: Diese Konfrontation löst erheblichen seelischen und körperlichen Stress aus, die Betroffenen fühlen sich überfordert, bedroht, ohnmächtig.

Aus der Traumatic-Stress-Forschung ist bekannt, dass traumatisierte Menschen ihre chronische Übererregung durch „Abschalten" kompensieren (Kolck et al. 2000). Wenn ein Dialysepatient durch die Todesbedrohung seiner Erkrankung traumatisiert wird, wird der Schutzmechanismus „Abschalten" immer wieder aktiviert, sobald er mit einem entsprechenden Stimulus konfrontiert wird. So gibt es Patienten, die z. B. gar nicht darauf reagieren, wenn ein Mitpatient stirbt, oder die in solchen Momenten die Pflegenden auffordern, etwas für sie zu tun oder etwas zu holen. Diese Patienten werden vom Dialysefachpersonal dann oft als egoistisch und unmenschlich wahrgenommen. Wegen ihrer Schwierigkeiten, Gefühle als Orientierungshilfe zu benutzen, Situationen zu bewältigen und mögliche Umgangsformen zu kreieren, werden Emotionen eher zu Erinnerungsankern ihrer Unfähigkeit, angemessen reagieren zu können. Schon allein die Anwesenheit von Gefühlen kann als Bedrohung erlebt werden, was wiederum Aggressionen, Wut oder Hilflosigkeit auslösen kann.

4.1.2 Erscheinungsformen einer Krise

Merkmale der Krisenverfassung

Verschiedene psychische und somatische Ausdrucksformen weisen auf ein krisenhaftes Erleben hin. Die Übersicht in ◻ Tab. 4.1 enthält eine Auswahl wesentlicher Merkmale der Krisenverfassung eines Menschen.

In Krisensituationen überwiegt das Gefühl der Angst, einer existenziellen Angst, die in ein Gefühl von Ausweglosigkeit und Panik umschlagen kann. In solch einer Situation versagen Selbstorganisationskräfte und Selbstreflexion, die Angst wird zum vorherrschenden Grundgefühl.

4.1.3 Phasen der Krisenverarbeitung

Krise als Lernprozess

Für den Dialysepatienten reichen seine bisherigen Lebenserfahrungen im Allgemeinen nicht mehr aus, um mit der neuen, traumatischen Situation fertig zu werden. Die Erkrankung zwingt zur Besinnung, stellt neue Anforderungen und macht ungewohnte

◘ Tab. 4.1 Krisenmerkmale

Psychische Zustände (subjektive Merkmale)	Somatische Zustände (objektive Merkmale)
Erhöhte Anspannung	Herzklopfen, Tachykardie
Erschütterung, Verzweiflung	Erweiterte Pupillen
Unsicherheit, Sorgen	Weiße, kalte Hände, Zittern
Gefühle von Ausgeliefertsein	Erregtes Umhergehen
Angst vor unklarer Zukunft	Schwitzen
Nervosität	Schreien, Fluchen
Schlaflosigkeit	Angespannte Gesichtszüge
Hoffnungslosigkeit	Destruktives Verhalten gegenüber sich und anderen
Panikgefühle	
Verbale Äußerungen über Unfähigkeit	
Unfähigkeit, etwas zur Lösung des Problems beizutragen	

Bewältigungsformen notwendig. Insofern initiieren Krisensituationen immer auch Entwicklungsschübe. Krisenbewältigungsformen stellen insofern immer auch Lernprozesse dar, die typische Verlaufsformen (Sequenzen) aufweisen (◘ Abb. 4.1). Dabei verläuft der „Lernprozess" nicht in strenger Abfolge. Je nach individueller Ausgangslage und Bewältigungskompetenz werden einzelne Stufen übersprungen, wird auf Stufen verharrt oder bereits bewältigte Abschnitte werden noch einmal durchlaufen. Im Folgenden werden die drei Hauptphasen/-abschnitte der Krisenverarbeitung, die Abhängigkeitsphase, die Befreiungsphase und die Autonomiephase, vorgestellt.

▪ Die Abhängigkeitsphase

Am Beginn der Erkrankung steht die tiefe Erschütterung, eventuell sogar das Gefühl, ein selbstverständliches Lebensgefühl verloren zu haben. Dieser „Selbstverständlichkeitsverlust" löst zunächst eine tiefe Hilflosigkeit aus: „Was ist nur mit mir los?" Der Betroffene sucht verzweifelt nach Erklärungen, die die aufgetretene Erschütterung als vorübergehendes Ereignis entdramatisieren, und wehrt sich schließlich gegen die zunehmende Ohnmacht mit aggressivem Aufbegehren: „Warum gerade ich ...?" Neue dialysepflichtige Patienten werden von Gefühlen unterschiedlichster Färbung und Qualität geradezu überflutet. Die intellektuellen Kapazitäten scheinen nicht zu greifen. Die erlittene Traumatisierung, hervorgerufen durch den Verlust

Abhängigkeitsphase

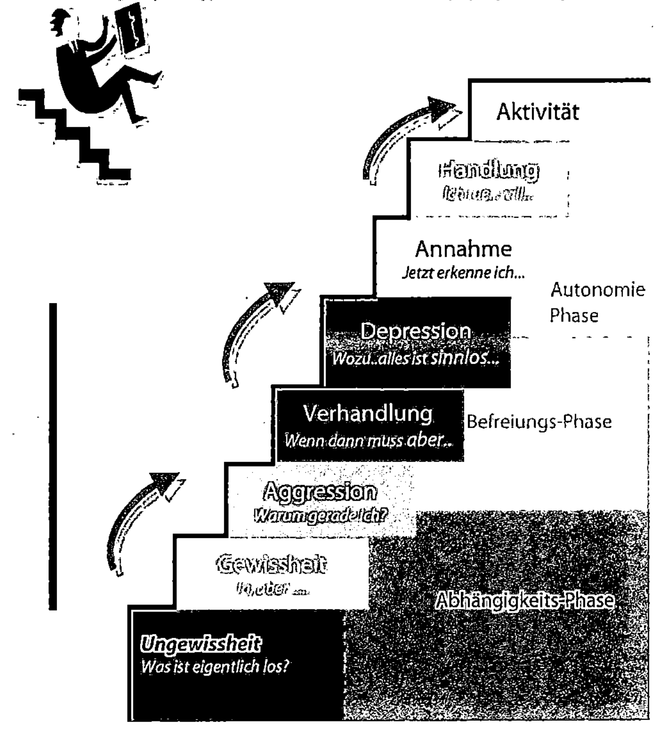

◘ Abb. 4.1 Phasenmodell der Krisenverarbeitung

der Gesundheit, der Autonomie und des Selbstverständlichen, lähmt den Geist und beansprucht alle Ressourcen zur Stabilisierung einer aus den Fugen geratenen Innenwelt.

▪ ▪ Der prädialytische Patient

Allgemein kann man sagen, dass in Abhängigkeit von dem Informationsstand und der Eigenmotivation des Patienten eine zukünftige Dialysepflicht entweder verdrängt oder aktiv mitgestaltet wird. Einige Patienten setzen sich durch eine Progredienz der Nierenerkrankung mit der veränderten Lebenssituation schon vor Beginn der Dialyse bewusst auseinander. Sie erleben den Dialysebeginn zwar auch als einen traumatischen Einschnitt in ihr Leben, erholen sich aber durch die vorausgegangenen strukturierten medizinischen und diätetischen Erfahrungen schneller.

▪ ▪ Der akut erkrankte Patient

Akut erkrankte Patienten haben keine bis wenige Kenntnisse über das Thema „Dialyse" und werden durch die plötzliche

Lebensbedrohlichkeit traumatisiert. Die meisten Patienten erleben durch ihren entkräfteten und hilflosen Zustand das Gefühl der Todesnähe. Diese derart verunsichernde und in ihrer Dauer ungewisse Bedrohung löst zusätzlich Angstzustände aus. Der Patient realisiert mitunter erst Tage bis Wochen später, nachdem es ihm symptomatisch besser geht, erste neue Eindrücke, z. B. Namen und Funktionen des Pflegepersonals, Einstellung der Dialysemaschine, zeitliche Abläufe usw. Anschließend fühlt er sich erleichtert, weil er lebt, bevor er dann durch die Realisierung des Dialyseprozederes erneut in ein „schwarzes" Loch fällt. Der daraus resultierende Wunsch nach viel Nähe und Zuwendung und ein überwiegend passives Verhalten des Patienten bewirken nicht selten ein starkes emotionales Engagement des Dialysefachpersonals.

> ❯ Ziel in dieser Phase ist zunächst eine gelungene Beziehungsaufnahme zum Patienten. Dies gibt ihm Sicherheit in der neuen Umgebung, die nicht zuletzt auch zur Angstreduktion beiträgt.

Beziehungsgestaltung in der Abhängigkeitsphase

Praxistipp

- Nehmen Sie sich Zeit für den Patienten; ermutigen Sie ihn zum Sprechen.
- Sprechen Sie langsam, deutlich und verständlich.
- Setzen Sie Sprache und Bild als Informationsträger ein.
- Passen Sie Ihre Informationen an das jeweilige Niveau und die Bedürfnisse des Patienten und seiner Angehörigen an.
- Bestätigen Sie den Patienten in seiner außergewöhnlichen Lebenssituation.
- Ermutigen Sie ihn, Fragen zu stellen, bevor er Phantasien entwickelt.
- Fragen Sie nach dem Unterstützungssystem (Familie, Vertrauenspersonen).

Der Übergang in die nächste Phase der „Befreiung" des Patienten wird zusätzlich beeinflusst durch die Schwere des Krankheitszustandes und durch institutionelle Angebote und Möglichkeiten.

▪ Die Befreiungsphase (frühestens ab ca. ½ Jahr an der Dialyse)
Im Laufe seiner Erkrankung versucht der Patient, seinen bewussten Wünschen und seinen zum größten Teil unbewussten Bedürfnissen nachzugehen, sich aus der hilflos machenden Behandlungs- und Betreuungssituation zu befreien und gleichzeitig innere Ängste abzubauen. Diese Phase im Krankheitsverlauf bedeutet für das Dialysepersonal häufig eine „stressreiche" Zeit, da es in seinem Berufsselbstverständnis

Befreiungsphase

durchaus verunsichert werden kann. Während in der vorausgegangenen Phase die Belastung des Personals durch die zum Teil ausgeprägten Wüsche der Patienten nach Nähe hervorgerufen wurde, muss es jetzt akzeptieren lernen, dass der Patient versucht, eigene Formen der Auseinandersetzung mit der Erkrankung zu finden, Formen, die mitunter stark von den Vorstellungen des Fachpersonals abweichen.

Autonomiebestrebungen fordern das Personal

Diese Zeit ist günstig, um den Patienten bei seinen ersten Schritten in Richtung wachsender Eigenständigkeit zu begleiten. Das Verantwortungsvolumen des Dialysefachpersonals nimmt in dieser Phase ab. Innerhalb der ersten 6 Monate lernt der Patient den Ablauf der Dialysebehandlung und weiterführende körperliche Veränderungen (z. B. das Nachlassen der Restdiurese) kennen. Er macht Erfahrungen mit Laborwerten, der Bedeutung von Gewichtszunahmen zwischen zwei Dialysen und erlebt eventuell erste Konflikte zwischen den Empfehlungen der Behandelnden und dem eigenen Verhalten.

Autonomiephase

■ Die Autonomiephase

In dieser Phase ist die Beziehung gekennzeichnet durch eine partnerschaftliche Umgangsform zwischen dem Patienten und dem Dialysefachpersonal. Der Patient schätzt das Fachpersonal in seiner jeweiligen Beraterkompetenz und sucht eine vertrauensvolle Behandlungsbeziehung. Er entscheidet mitverantwortlich über die Behandlungsmodalitäten auf der Handlungsebene. Das Verantwortungsvolumen der Pflegekräfte reduziert sich bei manchen auf ein Minimum. Vom Fachpersonal wird besonders in dieser Phase eine Prozesskompetenz erwartet, die den Patienten immer wieder motiviert und ihn in seiner Verhaltensänderung unterstützt. Diese Phase wird aber auch stark durch institutionelle Zwänge und durch das jeweilige Rollenverständnis des Dialysefachpersonals mitbestimmt (► Kap. 11).

Störungen haben Signalcharakter

Nach einem Jahr ist für viele Dialysepatienten und Dialysemitarbeiter das Geschehen in der Praxis zum Alltag geworden. Und vielleicht ist es gerade die „Routine des Alltags", die den Blick für die individuellen Belange einzelner Patienten trübt. Verzögerte Momente im Krankheitsbewältigungsprozess werden dann schnell als „Störungen" erlebt. Oft bleibt wenig Zeit und Aufmerksamkeit, um den Signalcharakter dieser Störung zu entschlüsseln. Bei aller „Gewöhnung" der Patienten an die Erkrankung und trotz wachsender Selbstverantwortung im Umgang damit ist die begleitende, stützende und motivierende Hilfe des Fachpersonals ein notwendiger Teil der Arbeit.

Diese Phaseneinteilung stellt nur ein Modell dar. In der Realität des Krankheitsverlaufes gibt es keine vorgeschriebenen Richtungen. So können einmal erreichte Phasen in verschiedene Richtungen wieder „verlassen" werden (z. B. Regression). Phasenplateaus sind insofern Entwicklungsebenen einer bestimmten

Krisensituation, und nicht selten müssen vorausgegangene Ebenen noch einmal wiederholt werden, um im Prozess der Annahme weiter zu kommen.

4.2 Lebensqualität chronisch Kranker

Bei chronisch Kranken – insbesondere bei Dialysepatienten – ist eine endgültige Heilung nicht möglich. Ziele der Behandlung sind die Stabilisierung der Lebensumstände und die Erhaltung des Wohlbefindens der Patienten, insgesamt also die Verbesserung ihrer Lebensqualität.

■ **Was aber ist „Lebensqualität"?**

Lebensqualität kann nicht eindeutig definiert werden. Die Bedeutung ist abhängig von den Qualitätsvorstellungen desjenigen, der eine Definition wagt. Die subjektive Beurteilung des betroffenen Patienten fällt sicherlich anders aus als die Beurteilungen durch Ärzte und Pflegekräfte. Objektive medizinische Befunde und subjektiv empfundene Lebensqualität sind nicht immer deckungsgleich (◘ Tab. 4.2). So beurteilen z. B. 86 % der Pflegekräfte (Pfl.) die Selbstständigkeit der Patienten (Pat.) aufgrund der Erkrankung als wesentlich schlechter, aber nur 28 % der Patienten empfinden dies so.

Wie sind diese Unterschiede in der Einschätzung der Lebensqualität zu erklären? Hierzu gibt es verschiedene Ursachen, die im Folgenden erläutert werden.

Lebensqualität: Was ist das?

Ursachen für die unterschiedliche Einschätzung von Lebensqualität

◘ **Tab. 4.2** Lebensqualitätseinschätzung von Patienten und Fachpersonal

Aspekte der Lebensqualität		Besser [%]	Gleich [%]	Schlechter [%]
Selbstständigkeit	Pat.	6	66	28
	Pfl.	0	14	86
Sexualität	Pat.	0	36	64
	Pfl.	0	0	100
Essen	Pat.	17	38	45
	Pfl.	0	7	93
Lebensfreude	Pat.	14	34	52
	Pfl.	0	0	100
Freundeskreis	Pat.	2	62	36
	Pfl.	0	7	93
Trinken	Pat.	11	27	62
	Pfl.	0	0	100

Eingeschränkte Personenwahrnehmung Pflegende erleben den Betroffenen überwiegend (oder ausschließlich) als Patient. Der Mensch im Dialysestuhl ist aber eben nicht nur „Patient". Er nimmt außerhalb der Dialyse eine Vielzahl von Rollen ein, die in der Situation am Stuhl nicht präsent sind. In der Begegnung Pflegende/Patient kann die Perspektivenerweiterung des Pflegepersonals, den Menschen nicht nur in seiner Rolle als Patient wahrzunehmen, zu einer Intensität des Austauschs führen: Der Patient fühlt sich ganzheitlich wahrgenommen. Indem er über seine Aktivitäten außerhalb der Dialyse berichtet, stabilisiert er sein Selbstwertgefühl, er kann zeigen und berichten, was er trotz der Krankheit noch leisten kann.

Abwehr des Themas Die verantwortlichen Pflegepersonen werden tagtäglich mit den oftmals multimorbiden Patienten konfrontiert. Diese Begegnung zwingt sie immer auch, sich mit den eigenen Ängsten vor Krankheit und Tod auseinanderzusetzen. Solange diese Themen angstbesetzt sind, kann ein unverstellter Zugang zum Patienten nur schwer stattfinden. Offensichtlich sind die phantasierten Schrecken der Nicht-Betroffenen wesentlich größer als das subjektive Empfinden der Patienten. Nicht selten äußern Pflegende in Fortbildungsseminaren Sätze wie: „Ich würde nie in die Dialyse gehen!"

Unzureichende Berücksichtigung des Wechsels der Lebenswirklichkeit Die gesundheitlichen, psychischen und sozialen Folgen der Krankheit bekommen im Vergleich mit der eigenen „heilen" Lebenssituation eine dramatische Färbung. Für Außenstehende scheinen insbesondere die Bereiche „Mobilität", „Selbstständigkeit" und „Sexualität" erheblich beeinträchtigt. Dabei wird allerdings übersehen, dass Patienten in Folge ihrer Erkrankung gar nicht mehr in der Welt der „Normalität", des Selbstverständlichen leben. Sie sind gezwungen, ihre Lebenswelt neu zu konstruieren – und in diesem Entwurf bekommen die verschiedenen Parameter von Lebensqualität einen neuen Stellenwert.

■ Lebensqualität und Grade der Betroffenheit

Seminarbeispiel zur Lebensqualität

Um Pflegenden die unterschiedlichen Wahrnehmungen von Lebensqualität und die verschiedenen Grade von Betroffenheit bewusster zu machen, wurde innerhalb eines Seminars für Pflegekräfte folgende Konfiguration im Raum aufgebaut: Die Teilnehmer bildeten drei Kreise: einen Innenkreis, einen Mittelkreis und einen Außenkreis.

Alle Beteiligten bekamen vom Moderator drei Karten mit der Aufforderung: „Bitte schreiben Sie auf jede der drei Karten einen Begriff, der einen wichtigen Bestandteil Ihrer Lebensqualität markiert!"

Die Teilnehmer lehnten sich zurück, besannen sich und schließlich hielt jeder drei Karten mit den Merkmalen seiner Lebensqualität in der Hand. Keiner wusste bis dahin, wie es weitergehen würde. Offensichtlich fiel es den Teilnehmern nicht ganz leicht, einen so umfassenden Begriff auf drei Parameter zu fokussieren.

Im nächsten Schritt teilte der Leiter den Teilnehmern im Innenkreis und Mittelkreis mit: „Ich werde jetzt von Person zu Person gehen und Sie bitten, mir eine Karte zu geben! Die Teilnehmer im Außenkreis dürfen ihre Karten behalten!" – Erstaunen, Zögern, Erleichterung im Außenkreis – dann ging der Leiter wie angekündigt herum und ließ sich jeweils eine Karte geben.

Der Referent fuhr nun fort: „Ich komme jetzt noch einmal zu Ihnen in den Innenkreis. Bitte halten Sie verdeckt Ihre verbliebenen zwei Karten hoch – ich werde eine davon ziehen!" Bestürzung im Innenkreis – Erleichterung im Mittelkreis, die Emotionen wurden spürbar. Der Moderator erklärte die Bedeutung der konzentrischen Kreise: Der Innenkreis repräsentierte die Position des „Patienten", der Mittelkreis die Position der „Angehörigen" und der Außenkreis die der „Fachpflegekräfte". Mit jeder abgegebenen bzw. gezogenen Karte hatten die Teilnehmer einen wesentlichen Aspekt ihrer Lebensqualität „verloren".

In der anschließenden Auswertungsphase wurden die wesentlichen Aspekte des Verlustes von Lebensqualität durch die Teilnehmer thematisiert. So gab es im Außenkreis Erleichterung – aber auch bei einzelnen fast so etwas wie Schuldgefühle. Die Pflegekräfte sind zwar Nicht-Betroffene, aber mit dem Thema täglich konfrontiert. Sie verbleiben in der Rolle der (teilnehmenden) Beobachter, was die Distanzierung erleichtert und vor der Überflutung mit Angstphantasien bewahrt.

Angehörige sind „Mit-Betroffene", auch ihre Lebenswelt erfährt gravierende Veränderungen, doch können sie sich wichtige Bereiche ihrer Lebenswelt bewahren (eine Karte behalten). Nicht selten bleiben sie aber auf ihren Gefühlen sitzen, indem z. B. Trauer und Aggression gegenüber dem Partner nicht artikuliert werden dürfen und sich daher u. U. gegen sich selbst richten. In der Folge leidet eine hohe Anzahl betroffener Angehöriger unter Depressionen.

❯ Lebensqualität ist kein statischer Zustand.

Die Lebensqualität ist ein sich ständig verändernder Zustand, in dem sich die Bedürfnisse und Ansprüche des Patienten ändern und neue Lebensziele anvisiert werden, die die Lebensform beeinflussen.

❯ Nicht der körperliche Zustand für sich ist entscheidend,
sondern was dieser Zustand dem Patienten zu tun erlaubt.

4

Für viele Patienten ist z. B. die Reglementierung durch die festen Dialysezeiten die größte Einbuße an Lebensqualität. Zeitvorgaben schränken soziale Kontakte ein, spontane Unternehmungen mit Freunden scheitern an dem starren Zeitrhythmus, den die Dialysemaschine vorgibt, bestimmte Freizeitaktivitäten können aufgrund der Erkrankung nicht mehr wahrgenommen werden, die Veränderungen im Ess- und Trinkverhalten haben weitreichende Folgen – nicht zuletzt sind davon auch soziale Beziehungen betroffen.

❯ **Lebensqualität ist das Ergebnis persönlicher Konstrukte.**

Ob die Krankheit als lebensvernichtende Macht ohnmächtig erlitten oder in verzweifelter Wut abgewehrt wird oder ob der Patient in der Lage ist, die Krankheit „anzunehmen", und versucht, unter den Bedingungen der Erkrankung ein weiterhin lebenswertes Leben zu führen, hängt nicht zuletzt auch von der bisherigen Lebensführung ab. Hier kann das Pflegepersonal erhebliche Lebenshilfe leisten. Gemeinsam mit dem Patienten können neue Wege im Lebensplan geplant und notwendige Voraussetzungen dafür angebahnt werden.

4.2.1 Verlust von Lebenssicherheit

Menschliche Aktivität und Lebensfreude speist sich u. a. auch aus der im Laufe des Lebens gewonnenen Sicherheit über die Funktionsfähigkeit des eigenen Körpers. Der Mensch vertraut dieser Funktionsfähigkeit „blind", da sie zum größten Teil über das Unbewusste gesteuert wird, so wie z. B. die Atmung oder der Puls. Der Verlust der körperlichen Funktionsfähigkeit ist das einschneidendste Erlebnis eines Menschen. Nun muss der Patient erleben, dass ein wichtiges Organ versagt, dass er selbst nicht die Kontrolle hat, zu entscheiden, ob er das will oder nicht.

Zusammenhang von Selbstwertgefühl und Lebenssicherheit

Dieser Verlust von Sicherheit, Autonomie und der damit verbundenen Selbstachtung bewirkt eine erhebliche Beeinträchtigung des Selbstwertgefühls sowie der persönlichen Wirksamkeit des Menschen und kann als Bedrohung erlebt werden. Diese Bedrohung kann physischen und psychischen Stress auslösen und Bewältigungsformen erzeugen, die jeder Patient individuell stark in ihrer Ausprägung erleben kann.

Als Reaktion auf die massiven Störungen des Grundvertrauens entwickelt sich zunehmend das Gefühl von Hilflosigkeit, aus dem das Bedürfnis nach Sicherheit, Festgehalten werden und Festhalten resultiert. In dieser Phase erreicht den Patienten eine rein fachliche Beratung oder Informationsvermittlung nur schwer oder gar nicht. Einfühlsame Gespräche, intensive Zuwendung und auch Kontaktaufnahme über Berührungen sind jetzt das

Wichtigste für ihn. Diese Zeit des „Trauerns" ist eine bedeutende Zeit für den Patienten und prägt auch seine weitere Krankheitsverarbeitung. Wichtig ist, dass der Patient seine Trauer, die sich auf Wochen bis Monate erstrecken kann, „ausleben" kann und dass er auf seinem Weg kontinuierliche Begleitung erfährt, von Mitpatienten, dem Dialysefachpersonal und seinen Angehörigen.

■ Orientierungshilfen -Rituale

Rituale geben Orientierung und Halt

Wo sich die Wirklichkeit nicht mehr ausreichend begreifen lässt, wo nicht ausreichend Kontrolle stattfinden kann, wo Zufall, Gefahr und Unglück drohen, wo Angst und Hoffnung zugleich auftauchen und wo Leiden und Tod im Raume stehen, da scheinen Rituale den notwendigen Halt zu geben:

- Sie verstärken das Gefühl und die Sicherheit der eigenen Identität.
- Sie ordnen und strukturieren Zeiterfahrung und sortieren Vergangenheit, Gegenwart und Zukunft.
- Sie organisieren Übergangserfahrungen und sichern die individuelle Existenz.
- Sie finden dort statt, wo der Patient mit seinen Fähigkeiten und Fertigkeiten am Ende ist, wo er sich die Unzulänglichkeit seines Wissens und die Mangelhaftigkeit seiner rationalen Methoden eingestehen muss.

Viele Dialysepatienten haben daher ihren Dialysealltag in hohem Maße ritualisiert. Mit dem Begriff „Ritual" wurde ursprünglich ein religiöser Brauch bezeichnet, der bestimmte Sprachformeln, Gesten und Handlungen in einer ihm eigenen Ordnung enthält. Längst hat aber der Begriff in anderen Bereichen Verwendung gefunden, so auch in der Arbeit mit chronisch kranken Patienten. Die Bezeichnung „Rituale" löst heute oft negative Empfindungen aus, denn damit werden sinnentleerte Prozeduren und Disziplinierungsvorgänge verbunden. Rituale werden mit Stereotypen gleichgesetzt, die automatisierte Verhaltensabläufe auslösen. Die ablehnende Haltung gegenüber „Ritualen" ist umso stärker, je mehr man sich an negative Rituale aus der eigenen Geschichte erinnert.

Diesem negativen Verständnis von Ritualen soll hier ein positives Verständnis gegenübergestellt werden. Rituale können auch einen Beitrag zur Entwicklung eines stabileren Selbstverständnisses der Patienten leisten. Regelmäßig wiederkehrende Handlungen und Vorgänge fördern Konzentration und verbinden die Teilnehmer. Keine Kultur, keine Gesellschaftsform, kein Lebensalter kommt ohne diese Funktionen von Ritualen aus. Für den Patienten sind die gemeinschaftsstiftenden und entlastenden Funktionen vertrauter Rituale äußerst wichtig; sie sind für ihn konkrete Zeichen der Zugehörigkeit. Ritualisierungen sind wichtige strukturbildenden und Vertrauen schaffenden Erfahrungen des Lebens, und es scheint so, als gebe es ein menschliches Grundbedürfnis nach Ritualen. Auf die Einrichtung der Dialyse übertragen bedeutet dies, dass Rituale ein Sich-wohl-Fühlen, ein Sich-zugehörig-Fühlen und ein Sich-sicher-Fühlen mitbegründen können. Rituale erzeugen – wenn sie nicht reglementieren oder schematisieren – Verlässlichkeit, Zuversicht, Zusammengehörigkeitsgefühl und sogar Trost.

4   Rituale: Beispiele

Rituale von Patienten in der Dialyse:
- Kissen und Decken müssen in einer bestimmten Art und Weise liegen (der Platz wird eingerichtet).
- Zeitstrukturen müssen eingehalten werden.
- Der Patient kommt eine halbe Stunde eher, setzt sich hin und beobachtet die Umgebung.
- Die gleiche Maschine sollte immer am gleichen Platz stehen.
- Bestimmte Wege werden eingehalten.
- Möglichst die gleiche Pflegeperson zum Punktieren einsetzen.
- Rauchrituale ermöglichen (nach der Dialyse, bevor das Taxi kommt).
- Trink- und Essgewohnheiten sollten gewährleistet werden.
- Pflaster und Verbände müssen immer an der gleichen Stelle befestigt werden.
- Manche Patienten ziehen sich zur Dialyse um.

Wenn Rituale nicht in ihrer tieferen Bedeutung erkannt werden, können sie, wie das folgende Beispiel zeigt, Missverständnisse zwischen Patient und Fachpersonal auslösen:

Fallbeispiel
Schwester G. berichtet: Frau P., 62 Jahre alt, allein lebend, ist seit einem Jahr bei uns in der Dialyse. Jeden Morgen steht sie schon um 6:30 Uhr vor der Tür, obwohl die ersten Patienten erst um 7:00 Uhr angelegt werden. Sie richtet sich ihren Platz ein, setzt sich auf einen Stuhl und schaut den Mitarbeitern bei den Vorbereitungen zu. Zwei Kolleginnen haben immer mehr Wut auf die Patientin entwickelt. Sie fühlen sich unter Druck gesetzt, gehetzt und in ihren eigenen rituellen Abläufen – morgens noch in Ruhe einen Kaffee zu trinken – gestört. Also wurde Frau P. aufgefordert, später zu kommen. All ihre Argumente, z. B. ihr Taxifahrer würde so früh kommen, wurden als Ausrede deklariert.

So wurde das Taxi von den Pflegekräften später bestellt und Frau P. kam später in die Dialyse. Eines Morgens sahen andere Mitarbeiter, dass Frau P. um 6:30 Uhr im Regen hinter einem Busch versteckt stand. Es fand ein Gespräch mit ihr statt, in dem sie weinend erzählte, dass sie versucht habe, später zu kommen. Der veränderte Tagesablauf verursache ihr aber erhebliche psychische Beschwerden. Sie litt unter Angst und Unruhe, es war ihr nicht möglich, mit der Veränderung fertig zu werden.

▪ ▪ Auswertung

Das Beispiel macht die Bedeutung ritueller Verhaltensweisen für die Sicherheit der Patienten deutlich. Es zeigt auch, dass Gespräche über sich wiederholende Verhaltensweisen – die teilweise zwanghaft wirken – von großer Bedeutung sind. Rituale werden zum größten Teil unbewusst konstruiert, sodass ein Gespräch auch das Bewusstsein der Patienten selbst, z. B. für ihren Umgang mit Angst, schärft.

4.3 Krankheitsbewältigung von Dialysepatienten

> **Definition**
>
> **Krankheitsbewältigung:** Gesamtheit der Prozesse, mit denen bestehende oder zu erwartende Belastungen im Zusammenhang mit Krankheit emotional, kognitiv oder aktional aufgefangen, ausgeglichen oder bewältigt werden.

Das Leben lässt sich nicht nur „einfach" und „unaufmerksam" leben. Vieles müssen wir „aufmerksam" bewältigen. Wir werden mit Schicksalsschlägen, mit Ungeplantem, mit unvorhergesehenen Ereignissen konfrontiert, denen wir nicht ausweichen können, sondern denen wir ausgeliefert sind. Die bisherige scheinbare Kontrolle und Sicherheit entlarvt sich nicht selten als Illusion.

Schicksalsschläge müssen in eine erträgliche subjektive Realität übertragen werden. Dies bewirkt eine Preisgabe „feststehender Glaubenssätze" bezüglich der eigenen Person und der Welt. Schwere Krankheiten stellen Einbrüche dar, sie markieren Halte- und Besinnungspunkte in der bisherigen Normalität (Muthny 1992).

Für jeden Menschen bedeutet Kranksein etwas anderes: Krankheit kann als Last, Fluch, Schuld, aber auch als Gewinn oder Chance aufgenommen werden. So wird eine Erkrankung umso schwerer zu ertragen sein, je heftiger der Betroffene sie in seiner Verzweiflung abwehrt. Ein anderer erfährt in der gleichen Situation eine ungewöhnlich intensive Zuwendung und Aufmerksamkeit von nahen Angehörigen und Freunden, die er trotz der objektiven Verschlechterung seiner Lebenssituation genießt (sekundärer Krankheitsgewinn).

Krankheit: Last, Schuld oder Schicksal?

4.3.1 Einschätzung durch Dialysemitarbeiter

Tabelle (◼ Tab. 4.3) zeigt, wie Dialysemitarbeiter (Altersdurchschnitt: 36 Jahre, Berufsjahre: 12,5) aus 58 Dialysen die Krankheitsbewältigung ihrer Patienten einschätzen.

◘ Tab. 4.3	Bewältigung von Krankheitssituationen (n gesamt 73)				
0–20 %	21–40 %	41–60 %	61–80 %	81–100 %	Gesamtdurchschnitt
35 Teiln.	16 Teiln.	12 Teiln.	10 Teiln.	0 Teiln.	29,18 %

Antworten verschiedener Gruppen von Teilnehmern (Teiln.) auf folgende Frage: „Wie viele Patienten aus Ihrer Diyalyseeinrichtung fallen Ihnen spontan ein, die ihre Lebens- und Krankheitssituation gut bewältigen?"

Vom Dialysefachpersonal wird demnach die Lebens- und Krankheitsbewältigung der Patienten als eher gering eingeschätzt.

4.3.2 Situation des Dialysepatienten

Die terminale Niereninsuffizienz als chronische Erkrankung stellt zahlreiche psychische, intellektuelle und verhaltensändernde Anforderungen an den Patienten. Eine vielleicht bis dahin vorhandene Grundsicherheit durch die verlässliche Funktion des Körpers, der Niere und der Blasenfunktion ist bedroht und lässt sich durch die regelmäßige lebenserhaltende Notwendigkeit einer Dialysebehandlung auch nicht gänzlich verleugnen. Bisher nie gefühlte Schmerzen können auftreten, wobei neben den körperlichen Schmerzen ebenso an seelischen Schmerz zu denken ist, der aus einer narzisstischen Kränkung herrühren kann. Die Konfrontation mit einer fremdartigen, technologischen Krankenwelt erfordert spezielle Lernschritte. Erschwerend kommt bei Dialysepatienten die Auseinandersetzung mit der lebenserhaltenden und gleichzeitig lebenskontrollierenden Dialysemaschine hinzu.

Allgemein gilt, je weniger Ängste und Phantasien eine lebenserhaltende Prothese wachruft, je weniger Aufmerksamkeit und Veränderungen sie erfordert und je weniger abhängig ihre Funktion von Ärzten, Pflegekräften, Technikern und Angehörigen ist, desto mehr Sicherheit gibt sie.

Aber der Dialysepatient kann die Maschine nicht vergessen, sie erhält ihn am Leben, entgiftet sein Blut, ist Zentrum seines Lebens. Diese versorgende und zugleich „tyrannische" Quelle ist störanfällig und mobilisiert immer wieder neue Ängste und Verunsicherungen.

4.3.3 Ein Leben zwischen Autonomie und Abhängigkeit

Die reale Abhängigkeit ist stets durch die Notwendigkeit einer fortlaufenden medizinischen Behandlung und einer kontinuierlichen versagenden Ernährungsumstellung vorhanden. Wie die

Abhängigkeit erlebt wird und welche Abwehrmechanismen aktiviert werden, kann individuell sehr unterschiedlich sein und ist für das Fachpersonal aus folgenden Gründen nicht immer verständlich und ersichtlich.

Rudolf (2013) beschreibt die lebensgeschichtliche Entwicklung des Menschen als ein ständiges Suchen nach einem Gleichgewicht zwischen Bindung und Autonomie. Es geht um gegensätzliche Pole, die bereits im jungen Kindesalter erprobt und zunehmend gelebt werden: einerseits die Sehnsucht nach Qualitäten in und durch Beziehungen (Zugehörigkeit, Vertrauen, Anerkennung und Wertschätzung), anderseits das Streben nach Autonomie (Abgrenzung, Selbstbestimmung, Eigenständigkeit, Freiraum), mit dem Wunsch nach Verantwortung. Als zeitlich überdauernd werden die durch eine misslungene Entwicklung der Autonomie lebendig gebliebenen Konfliktmuster beschrieben, die immer wieder das Erleben und Handeln des Patienten bestimmen. Als grundsätzlicher Leitaffekt wird Angst beschrieben, vor Nähe, Vereinnahmung verbunden mit Fremdbestimmung.

Beeinflusst wird diese Auseinandersetzung von den jeweils vorliegenden Bedingungen der Dialysesituation, der Praxisorganisation, der Kompetenz des Dialyseteams und nicht zuletzt den Vorgaben der Gesundheitspolitik (Anzahl der Regeldialysen, Transportkosten, finanzieller Ausgleich bei Schwerbehinderung). Mitunter ist es nicht die Abhängigkeit an sich, die traumatisch erlebt wird, sondern vielmehr die Unmöglichkeit, diese Abhängigkeit aktiv zu beeinflussen oder zu vergessen.

> Entwicklung der Autonomie

Die Dialysemaschine

Patienten erleben ihre Abhängigkeit von der Dialysemaschine durchaus ambivalent. Auf der einen Seite ist sie lebensspendendes Medium, auf der anderen Seite unterwirft sie den Patienten einer strengen Kontrolle (Drees 1992). Folgende Stressfaktoren treten dabei besonders hervor:

> Die Abhängigkeit von der Maschine wird ambivalent erlebt

- Die Maschine wird selten als Teil des eigenen Körpers erlebt (sie gehört mehreren Patienten, wird teilweise ohne zu fragen ausgetauscht).
- Die Maschine kann nicht eigenständig bedient werden (es entsteht eine Abhängigkeit von anderen Personen mit der Folge von Unsicherheit und Ausgeliefertsein).
- Der Patient muss 3-mal die Woche zur Dialyse fahren (er wird immer wieder an seine Krankheit erinnert, sein Leben ist von der Dialyse abhängig).
- Die Technik ist „unvollkommen" (der Patient muss mit den Pflegekräften kooperieren und aktiv werden; unwägbare Begleiterscheinungen während der Dialyse können eine stetige Verschlechterung bewirken).

Maschinen-Stress

Das Dialyseteam ist für den Patienten „Teil" der Prothese „Maschine". Genauso ängstlich, sorgenvoll und unsicher wie der Patient auf Geräusche der Maschine reagiert, begegnet er z. B. den unterschiedlichen Stimmungen des Pflegenden, der ihn punktiert und seine Maschine betreut. Kommt der Patient mit einem problematischen lebensgeschichtlichen Verlauf (z. B. im Sinne des Allein-Sein-Müssens bzw. des Zusammen-Sein-Müssens) in die reale Abhängigkeitssituation der Dialyse, kann dies zu intrapsychischen und/oder interpersonellen Konflikten führen – mit Auswirkungen auf die Compliance und das Selbsterleben.

Frühe Autonomie- und Abgrenzungsbeeinträchtigungen, verbunden mit einem Selbstwertkonflikt, in dem Versorgungs- und Ohnmachtserfahrungen erlebt wurden, die auf das Fachpersonal übertragen werden, können Schwierigkeiten in der Kommunikation führen. Speidel (1976) nennt als relevante Abwehrmechanismen im Umgang mit Abhängigkeit die partielle infantile Regression und die Verleugnung. Balint (2013) wertet Regression erstmals auch als Bewältigungsmechanismus, der die Selbstregulation ermöglicht. Sie schafft durch die Wiederbelebung entwicklungsgeschichtlicher Verhaltensweisen (Abhängigkeitswünsche) eine intensivere Beziehung zum Fachpersonal und größere Abhängigkeit vom medizinischen Prozedere (Speidel 1976, Muthny 1992, Sokol 2014).

Das Gegenübertragungsgefühl für Dialysemitarbeiter bei regressivem Verhalten könnte sein, dass sie den Patienten entweder als sehr autonom erleben und darum wenig Zuwendung, Unterstützung und Schutz zur Verfügung stellen, oder sie reagieren eher besorgt auf das Verhalten des Patienten durch die abgewehrten Abhängigkeitswünsche. Die Krankheit und Behandlung schafft einerseits die Möglichkeit, die Abhängigkeit auszuleben und anderseits die Erfahrung, das die Situation als zentrale Bedrohung der Freiheit erlebt wird.

Fallbeispiel

Schwester B. berichtet: Herr K., 56 Jahre alt, ist seit 5 Jahren Dialysepatient bei uns. Wir gehen eigentlich fast immer unverbindlich darauf ein, wenn ein Patient von einer bestimmten Person lieber punktiert werden möchte. Herr K. lässt sich vorrangig von mir und Dr. F. punktieren. Seit 2 Wochen habe ich Probleme mit ihm. Ich kam am Montag in die Dialyse, gehe auf Herrn K. zu. Er schaut mich an und sagt, dass er heute lieber vom Arzt punktiert werden möchte. Seit 2 Wochen entscheidet er kurz vor der Punktion, ob ich ihn punktieren darf oder nicht. Gestern ist mir der Kragen geplatzt. Ich habe das Gefühl, dass ich für ihn ein Hampelmann oder eine Marionette bin. Ich bin sowieso schon so gestresst, dann brauche ich nicht auch noch einen Patienten, der so mit mir umgeht. Seitdem gehe ich ihm aus dem Weg, punktiere ihn auch nicht mehr. Daraufhin wurde Herr K. noch aggressiver und fordernder den Kolleginnen gegenüber.

▪ ▪ Auswertung

Herr K. hatte intuitiv und eher unbewusst gespürt und wahrgenommen, dass Schwester B. ziemlich angespannt war. Sie hatte sich vor 3 Wochen, was niemand am Arbeitsplatz wusste, nach 12-jähriger Ehe von ihrem Mann getrennt („Ich bin sowieso schon gestresst …"). Schwester B. verstand das Verhalten des Patienten nicht. Sie legte es als persönliche Ablehnung aus und fühlte sich in ihrer Kompetenz in Frage gestellt.

Das ungeübte und unreflektierte selbstverantwortliche Handeln eines Patienten kann als Ablehnung, Machtspiel und als Behinderung des Arbeitsablaufs erlebt werden. Der Patient wird als undankbar, grenzenlos und respektlos (manchmal vom ganzen Team) „abgestempelt". Beide Seiten reagieren aufeinander. Damit sind die Pflegekräfte dynamischer Bestandteil des Konflikts Abhängigkeit vs. Unabhängigkeit (Drees 1982).

Da die punktierende Person vom Patienten unbewusst als Teil seiner inneren Ängste wahrgenommen wird, erlebt er die Anspannung eines Pflegenden als existenzielle Bedrohung. Er verbindet damit z. B. schmerzvollere Punktionen, Unsicherheit durch Unaufmerksamkeit, Angst vor Fehlpunktionen, Angst um seine Fistel, Angst um sein Leben. Das Fachpersonal als „Bestandteil der Maschine" – so der Anspruch der Patienten – sollte ohne emotionale Störungen funktionieren. Durch die Erweiterung seines „Körper-Selbst" wird das Dialyseteam quasi inkorporiert – und infolgedessen ist die Befindlichkeit des Patienten in hohem Maße abhängig vom Zustand der jeweiligen Betreuungsperson und der Zusammenarbeit im Team.

Fachpersonal: Bestandteil der Maschine?

> **Praxistipp**
>
> Zunächst muss man sich bewusst machen, dass der Patient sich in einer schwierigen, ambivalenten Abhängigkeit befindet, die eine ebensolche ambivalente Hinwendung erforderlich macht. In der Begegnung müssen beide Pole der Ambivalenz im Blick bleiben.

Wo befindet sich der Patient gerade? Empfindet er seine Beziehung zur „Maschine" (inklusive Fachpersonal) überwiegend als Versorgung – oder ausschließlich als unausweichlichen Zwang? Mit der Bedienung der Maschine ist die Fachpflegekraft bereits in den „Intimbereich" des Patienten eingedrungen.

Umgang mit ambivalenten Abhängigkeiten

> **Praxistipp**
>
> Ein behutsames und sensibles Verhalten ist unbedingt notwendig. Der Patient wird z. B. über die Abfolge der notwendigen Handlungsschritte informiert. Vor der Aufnahme

von Körperkontakt wird der Patient angesprochen und aufgeklärt.

Bedeutsame Themen oder Konflikte sollten möglichst nicht während der Dialysezeit mit dem Patienten besprochen werden, weil die Auswirkungen der Abhängigkeitsproblematik dann am größten sind – nicht zuletzt durch die Fixierung an der Maschine. In dieser Situation müssen Gespräche als wertschätzende Begegnung stattfinden.

Vertrauen ist die Voraussetzung von Interventionen

Ängste und Spannungen beim Patienten müssen gelöst werden, nur dann können helfende Energien frei werden. Für alle weiteren Interventionen ist das Vertrauen des Erkrankten Voraussetzung; er soll erfahren, dass da jemand ist, der zuhört und versteht, Krisen „zur Sprache" zu bringen, und er soll seine eigene Auswegstlosigkeit formulieren.

> **Praxistipp**
>
> Die Kontaktaufnahme zum Patienten ist ein wesentlicher Aspekt. Das „schwierige" Verhalten des Patienten ist Ausdruck seiner schwierigen Situation.

Wie auch immer diese Krise sich beim Patienten manifestiert, es handelt sich nicht um ein Fehlverhalten, das moralisch bewertet und sanktioniert werden müsste, sondern um Symptome einer spezifischen Krankheitsverarbeitung. Krisen lösen heftige Ängste aus, der Blick verengt sich, die gesamte Lebenswelt wird auf die Erkrankung fokussiert.

> **Praxistipp**
>
> Durch entsprechende Unterstützung kann versucht werden, die Einengungen der Lebensführung zu verhindern oder abzufangen. Praktische Regelungen sind oft hilfreich (z. B. Hilfe bei der Ernährungsumstellung sowie bei der beruflichen und wirtschaftlichen Situation).

Im gemeinsamen Gespräch kann versucht werden, die Gestaltungspotenziale des Patienten zu erweitern, seine persönliche Entfaltung zu fördern und seine Einbettung in das soziale Netz zu stärken (z. B. Familienkonflikte früh beachten, nach Lösungen suchen). Hilfsquellen müssen identifiziert werden (z. B. Ressourcen in der Familie, Pflegeheim, aber auch die Kompetenzen der Mitpatienten).

> **Praxistipp**
>
> Die gegenwärtige Lebenssituation des Patienten muss berücksichtigt werden. Bei mangelnder Verfügbarkeit einer engen Bezugsperson kann einem oder mehreren Mitgliedern des Teams diese Ersatzfunktion zufallen.

Je mehr Fähigkeiten ein Patient darin hat, Verständnis und Bewältigungsmechanismen aufzubauen, umso mehr ist er imstande, mit Belastungen umzugehen. Selbstwirksamkeitserwartung, also die innere Überzeugung, etwas bewirken oder beeinflussen zu können, ist nach Bandura (1977) ein wesentlicher Faktor für eine gelungene Balance zwischen Autonomie und Abhängigkeit. Schutzstrategien, die sich zeigen, auch wenn sie im Verhalten des Patienten nicht immer gleich als solche zu erkennen sind, sind immer auch Folgen von historischen Beziehungserfahrungen. Sie sind Ausdruck dafür, in einem bestimmten Zeitraum mit einem bestimmten Verhalten die größtmögliche Sicherheit und den größtmöglichen Freiraum erlangt zu haben, so unzureichend oder unverständlich sie dem Außenstehenden und dem Fachpersonal auch erscheinen mögen.

Gestaltungspotenziale des Patienten erweitern

Jeder Patient besitzt individuelle Bewältigungsformen – insofern verfehlen alle Generalisierungsversuche das Besondere der Krisensituation. Gleichwohl scheint es Muster (Modelle) allgemeiner Bewältigungsformen zu geben, aus denen sich erste Interventionen und Umgangsmöglichkeiten für das Pflegepersonal ableiten lassen. Davon abgesehen bleibt die (reflektorische) Arbeit mit den eigenen Erwartungen und dem eigenen Wertesystem. Jeder Einzelne muss bereit sein, sich in Frage zu stellen, die eigenen Routinen zu überprüfen und mögliche Alternativen auszuprobieren. Insofern steckt auch in jeder schwierigen Begegnung die Chance zur Kompetenzerweiterung.

Ansprüche an das Dialysefachpersonal

Für das Dialysefachpersonal erfordert der Umgang mit Dialysepatienten einen Wechsel im Verständnis der traditionellen Berufsrolle, die sich auf die Arbeit mit akut Kranken bezieht. Folgende Kompetenzen sind besonders relevant:

Erweiterung der traditionellen Berufsrolle

- Prozessbegleitung
- Auseinandersetzung mit Gefühlen (denen des Patienten und den eigenen)
- Aushalten von „nichtverständlichen" Patientenentscheidungen
- Selbstreflexives Berufshandeln
- Weiterbildung in „sozialer Kompetenz" (z. B. durch Teilnahme an Supervisionsgruppen)

4

Ein Ziel im Umgang mit Belastungen besteht darin, eine ausgewogene **Balance zwischen Anspruch und Wirklichkeit** (Unterforderung vs. Überforderung) herzustellen. Erwartungen an die Patienten und an sich selbst müssen überprüft und realistisch eingeschätzt werden.

Der Patient ist zahlreichen Erwartungen ausgesetzt und reagiert bei Überforderung entsprechend seiner Möglichkeiten mit Abwehr, Aggressionen, Depressionen etc.

Betrachtung chronischer Krankheiten aus verschiedenen Perspektiven

Nichtbetroffene, Ärzte und Pflegefachpersonal sowie Patienten bewerten chronische Krankheit unterschiedlich. Gleiche Themen werden vom Dialysefachpersonal und vom Patienten unterschiedlich wahrgenommen und lösen unterschiedliche Handlungen und Haltungen aus (◘ Tab. 4.4).

Die Gegenüberstellung der beiden Perspektiven macht deutlich, dass im Umgang mit chronisch Kranken die Beziehungsgestaltung

◘ Tab. 4.4   Unterschiedliche Wahrnehmung chronischer Krankheit

Perspektive des Fachpersonals	Perspektive der Betroffenen
Eine dauerhafte regelmäßige Dialysebehandlung lebenslang oder bis zur Transplantation	Dauerhafte und unabsehbare Abhängigkeit von der Maschine, dem Lebenspartner, dem Dialysepersonal und Therapieprogramm
Ernährungsumstellung, Umstellung des Trinkverhaltens, regelmäßige Beratung	Frustration bezüglich fundamentaler Bedürfnisse (Essen, Trinken, Sexualität, Mobilität, persönliche Freiheit)
Regelmäßige Medikamenteneinnahme, Kontrolluntersuchungen	Chronische Erwartungsangst vor Komplikationen und Zwischenfällen
Arbeitsausfälle, Frühinvalidität, Kuren, Renten, Umschulungen	Auftreten von Dauerschäden, Beeinträchtigung bis Verlust der Arbeitsleistung
Häufigkeit von Zusatzerkrankungen, Krankenhausaufenthalten	Einschränkung der physischen (und psychischen) Leistungsfähigkeit
Ernsthafte Erkrankung mit möglicher Todesfolge	Kontinuierliche Todesbedrohung, Ungewissheit hinsichtlich der Lebenserwartung; Zerstörung von Zukunftsvisionen
Nicht in Zahlen zu messender Verlust an Lebensqualität	Veränderungen im körperlichen Erscheinungsbild; Änderung von Freizeitaktivitäten, andere Möglichkeiten einer selbstwertstabilisierenden Darstellung

ein wesentliches therapeutisches Instrument ist. Der Dialysepatient kann eben nicht wie ein akut Kranker „behandelt" werden, er ist auf betreuende Unterstützung angewiesen.

4.3.4 Bewältigungsformen von Dialysestress

Der Umgang mit dem Bewältigungsverhalten von Patienten wird in Begegnungssituationen immer wieder als problematisch dargestellt und diskutiert. Das Dialysefachpersonal muss sich mit typischen Bewältigungsformen des Patienten auseinandersetzen, um Patienten durch die unterschiedlich ausgeprägten Krisenphasen professionell begleiten zu können. Stress gilt als Gefährdung des inneren Gleichgewichts, dem der Organismus Regulationsmechanismen entgegensetzt. Die Dialysestressbewältigungsformen sind in erster Linie das Resultat einer Überforderung der regulativen Kräfte und haben erst in zweiter Linie eine schützende Funktion der Belastung (Drees 1998).

Die individuell „gewählten" Bewältigungsformen von Dialysestress sind persönlichkeitsabhängig, wobei berücksichtigt werden muss, dass diese Wahl zum größten Teil unbewusst verläuft. Die Verschiedenheit hängt ab von der unterschiedlichen Art und Weise, Belastungen wahrnehmen und ihnen begegnen zu können, sowie von den zur Verfügung stehenden Hilfsquellen.

Krankheitsbewältigung

4.3.5 Angst als ständiger Begleiter

Angst gehört zur menschlichen Existenz und zum Leben wie Essen und Trinken. Sie kann in bestimmten Situationen die Abhängigkeit des Menschen widerspiegeln und persönliche Grenzen aufzeigen und das Wissen um die eigene Sterblichkeit zum Ausdruck bringen (Riemann 1981). Angst ist ein sinnvolles und natürliches Warnsignal, das die Aufmerksamkeit auf etwas Bedrohliches lenkt. Sie bedroht die Integrität und die Sicherheit und löst Gefühle aus, die um das Bedürfnis nach Sicherheit kreisen. Wird die Angst zum Lebensgefühl, löst sie Einengung, Erregung, Verzweiflung, Lähmung, Gedankenverwirrung und körperliche Begleiterscheinungen aus (Kast 2000b). Angst kann in ihrem Erleben und in ihrer Intensität sehr unterschiedlich sein.

Angst: ein natürliches und sinnvolles Warnsignal

■ **Erscheinungsformen der Angst in der Dialyse**

Angst hat viele Gesichter und nicht immer ist sie leicht als solche zu erkennen. Patienten drücken Gefühle der Angst ganz unterschiedlich aus, von verbalen bis hin zu psychosomatischen Manifestationen. Nachfolgend sind spezifische Situationen und Patientenzustände aufgeführt, die **Ängste auslösen** können:

Angst hat viele Gesichter

- Probleme mit dem Shunt
- Punktion
- Schmerzen
- Symptome, wie z. B. Luftnot, Herzbeschwerden
- Komplikationen während der Dialyse (Blutdruckabfall)
- Probleme mit der Maschine während der Dialyse
- Mithören von Gesprächen des Pflegepersonals über Schwierigkeiten in der Dialyse
- Unangenehme Gefühle (Frust, Wut, Hilflosigkeit)
- Pflegebedürftigkeit, Immobilität
- Befürchtung, nicht transplantiert zu werden – lebenslange Dialyse
- Verlust körperlicher Fähigkeiten, nachlassende Kraft
- Bewusstsein der Tatsache, allein zu sein
- Todesbedrohung
- Sorge um die Familie
- Unsicherheit des Pflegefachpersonals

Durch die intensive und langjährige Beziehung zwischen Patient und Fachpersonal entsteht eine Vertrautheit, die Sicherheit in der persönlichen Begegnung gibt. Gleichzeitig jedoch wird die Wahrnehmung so beeinflusst, dass die angstauslösenden Situationen nicht als solche wahrgenommen werden. Sie werden leicht übersehen, weil durch die Vertrautheit mit dem Patienten und den Routinen des Dialysealltags die Wahrnehmung ihrer Brisanz verloren geht.

Deshalb werden häufig Angstsymptome bei „neuen" Patienten eher und bewusster wahrgenommen: Bei ihnen werden Selbstverständlichkeiten in Frage gestellt und Rechtfertigungen (Erklärungen) notwendig. Außerdem scheint man dieses Gefühl der Angst den „Neuen" in der Anfangszeit „zuzugestehen". Später wird erwartet, dass der Patient lernt, mit seiner Angst adäquat umzugehen. Verhält sich ein Patient – unabhängig von Alter, Intelligenz, Beruf etc. – über einen längeren Zeitraum hinaus panisch, wird er nicht selten der Kategorie „schwieriger Patient" zugeordnet.

4.3.6 Der Shunt

Shunt: lebensversorgend oder lebensversagend?

Als Verbindung zwischen Blut und Apparat wird der Shunt zur Lebensader (Nabelschnur). Im Allgemeinen wird er vom Patienten wie ein Heiligtum bewacht und behütet, gleichzeitig aber auch als verunstaltendes, nicht zum Körper gehöriges Merkmal empfunden. Er ist etwas, das ständig an die Dialyse erinnert und durch die Aneurysmen die Aufmerksamkeit von anderen Menschen auf sich zieht. So entwickelt sich eine Art Hassliebe zum

Arm, vergleichbar mit der Beziehung zur Pflegekraft, die den Arm punktiert. Nicht selten wird der „Lieblingsschwester" am meisten Vertrauen entgegengebracht; sie ist paradoxerweise aber gleichzeitig diejenige, die ihm den „größten" Schmerz zufügt.

Im folgenden Beispiel überträgt sich die Angst der Patientin vor einer Fehlpunktion so stark auf die Pflegekraft, dass diese in erheblichen Stress gerät.

Fallbeispiel

Schwester H. berichtet: Frau K. ist 48 Jahre alt und seit 2 Jahren an der Dialyse. Seit Dialysebeginn wird sie von den Ärzten und von zwei Pflegenden punktiert. Die anderen Pflegekräfte wertet sie ab, sie seien nicht qualifiziert genug. Wenn fehlpunktiert wird, was erst 2-mal vorgekommen ist, macht sie einen großen Aufstand. Diese Sonderbehandlung hat sich schon so verselbstständigt, dass immer einer von uns vieren da ist, um sie zu punktieren. Die anderen Patienten machen auch manchmal eine Bemerkung.

Ich merke, dass mich das immer aggressiver macht, ich immer mehr unter Druck gerate, wenn ich weiß, dass ich sie punktieren muss. Sie liegt da, ist völlig verkrampft, hektisch und panisch, sodass ich richtig Angst kriege sie fehlzupunktieren. Ich reagiere dann genauso verkrampft, wenn nicht noch mehr. Eigentlich müsste sie mal kompromissbereiter werden. Sie sieht doch, dass die andere Kolleginnen auch punktieren können.

▪ ▪ Auswertung

Im Umgang mit ihrer Angst hat Frau K. Strategien entwickelt und in das System Dialyse integriert. Sie hat sich die Personen gewählt, mit denen sie sich sicher fühlt, und hat eine verbale und nonverbale Kommunikationsform entwickelt, damit die Personen „funktionieren", aufmerksam sind und für ihre Sicherheit sorgen. Diese Strategien haben sich seit 2 Jahren bewährt. Frau K. wird voraussichtlich alles dafür tun, um sich die erreichte Sicherheit zu bewahren. In ihrer erfolgreichen Angstreduzierung ist sie abhängig und angewiesen auf das „Mitspielen" des Dialysefachpersonals. Dieses Angewiesensein und der ständige Kampf darum erzeugt Hilflosigkeit, Wut, ein Gefühl von Ausgeliefertsein und Panik. Das Dialysefachpersonal als Bestandteil des Angstsystems soll funktionieren (keine Fehlpunktionen). Das Paradoxe ist, dass die Patientin auf die Menschen wütend ist, von denen sie auch gleichzeitig abhängig ist.

In der aktuellen Situation wäre es kurz vor der Punktion sinnvoll, mit der Patientin über die Angstgefühle zu reden, sie zunächst in ihrer Angst ernst zu nehmen und sie daran zu erinnern, dass es schon viele Punktionen gegeben hat, die geklappt haben. Ein möglicher Weg, der zur Entspannung beitragen könnte, ist die gezielte Information – sofern ein Patient

Sicherheit reduziert
Angst

4

Erfolgreiche Strategien
sollen verstärkt werden

überhaupt aufnahmefähig und -willig ist. Eine verständliche Beschreibung der angstauslösenden Situation, eine sachlich-korrekte Auflistung der Risiken – und der Wahrscheinlichkeit ihres Eintritts – kann bei bestimmten Patienten durchaus zu einer Entlastung beitragen. Nicht selten nähren die Patienten ihre eigenen Ängste selbst durch ihre schrecklichen Phantasien; eine entsprechende Aufklärung würde die Dominanz der Angst reduzieren.

Darüber hinaus können Patienten an den bisher zurückgelegten Weg in der eigenen Krankheitsbewältigung erinnert werden: Welche Erfolgserlebnisse gab es in den verschiedenen Phasen, wie ist der Patient damals mit der Angst umgegangen? Indem der Patient auf diese Weise an seine Kompetenzen erinnert wird, kann er sich entspannen und auf seine Kräfte besinnen. Wichtig ist auf jeden Fall die **Entspannung** des Patienten, denn bei Anspannung verkrampft sich der ganze Körper und die Schmerzgrenze sinkt. Die Anspannung und die Angst vor der Fehlpunktion können sich auf die Fachpflegekraft übertragen. Nicht selten ist eine Fehlpunktion vorprogrammiert.

Bei dem dargestellten Fallbeispiel wäre es günstig, wenn sich ein Arzt und eine Pflegekraft des Vertrauens gemeinsam mit der Patientin Zeit für ein Gespräch nähmen (Tausch 1997). Der beste Zeitpunkt dafür ist *nach* einer Dialysebehandlung.

> **Praxistipp**
>
> Vermitteln Sie Hoffnung und Vertrauen in die Kompetenz der anderen Pflegekräfte. Grundsätzlich ist es sinnvoll, zu Beginn der Dialyse (in der Abhängigkeitsphase, die im Durchschnitt ca. 3 Monate dauert) oder für sehr ängstliche Patienten zwei Bezugspersonen (Paten) zu benennen, die sich hauptsächlich um den Patienten kümmern, ihn punktieren und beraten. Gemeinsam im Team (Ärzte und Pflegende) sollte ein Zeitpunkt festgelegt werden, um schrittweise den Kreis der Punktierenden zu erweitern.

Zur allgemeinen Angstreduktion und als sicherheitsgebender Aspekt ist es wichtig, den Patienten in den Vorgang mit einzubeziehen. Veränderungen werden im Vorfeld vom Paten angekündigt. Auch Überlegungen im Zusammenhang mit Veränderungen können dem Patienten mitgeteilt werden.

Der Patient wird ermuntert, der „neuen" Pflegekraft mitzuteilen, worauf sie unbedingt achten solle und was ihm am technischen Ablauf ganz wichtig ist. Diese Pflegende lässt sich den Shunt erklären, schaut bei der Punktion zu und punktiert anschießend im Beisein des Paten.

4.4 Balance zwischen Abwehr und Coping

Die Erforschung menschlichen Verhaltens auf (lebens-)bedrohliche Situationen geschieht in verschiedenen wissenschaftlichen Disziplinen wie der Medizin, Psychologie, Sozialpsychologie und Soziologie. Zwei wissenschaftliche Strebungen prägen seit Ende der 1950er Jahre maßgeblich die Entwicklungsgeschichte der Konzepte zur Krankheitsverarbeitung und Krankheitsbewältigung: die Theorie des Abwehrkonzeptes (Freud 2006) und die Gestaltung von Copingprozessen in der kognitiven Emotionstheorie (Seyle 1974, Lazarus und Folkman 1984).

Als Gemeinsamkeit beider Strebungen wird Bewältigung innerer und äußerer Belastungs- und Konfliktsituationen genannt. Während die Abwehr darauf zielt, Bedrohungen von sich fernzuhalten, sie z. B. zu verdrängen, abzuspalten, zu bagatellisieren oder auf eine andere Person zu übertragen (projizieren), greift Coping einen eher bewussteren Umgang mit der Erkrankungssituation auf. Der Begriff „Coping" wurde ursprünglich in der Stressforschung verwandt und umfasst alle kognitiven und verhaltensorientierten Versuche eines Patienten, eine durch die Krankheit ausgelöste Stresssituation zu meistern. Copingprozesse erfassen am ehesten die aktive Auseinandersetzung mit einer Bedrohungssituation.

Krankheitsbewältigung

4.4.1 Abwehrmechanismen als Selbstschutz

Mit dem Thema Abwehrprozesse wird ein psychoanalytisches Konzept vorgestellt, das für die Regulation der Bedürfnisse und damit verbundene Emotionen als manchmal „überlebensnotwendig" erachtet wird (Rudolf 2013). Deren Funktion es ist, im Sinne der Selbsterhaltung die sozialen Beziehungen und Bezüge in der Außenwelt für die Innenwelt aufrecht zu erhalten. Dafür werden innere Impulse, die das Selbsterleben bedrohen, dem Bewusstsein nicht zugänglich gemacht. Das Konzept umfasst alle nicht willentlichen oder unbewussten Abwehrbemühungen, die ausgelöst werden, wenn ein Angstsignal dem Patienten eine Bedrohung signalisiert. Abwehrmechanismen werden als Schutzmechanismen des Patienten verstanden, die nicht „gebrochen" sondern als Ressource verstanden und anerkannt werden sollten. Sie helfen:

Abwehrmechanismen

- die durch die Krankheit und Behandlung ausgelösten Emotionen zu reduzieren,
- Zeit zur Bewältigung von Ereignissen, die nicht sofort in das Lebenskonzept integriert werden können, zu gewinnen und
- mit unwiederbringlichen Verlusten (Mobilität) umzugehen.

4

Regression: Zurück in die Vergangenheit oder Wenn Krisen zur Umkehr zwingen

> **Definition**
>
> **Regression** (lat. regressio): Zurückgehen bereits entwickelter und differenzierter psychischer Verhaltensweisen auf frühere – meist infantile – Stufen

Regression: Rückgriff auf vergangene Erfolgserlebnisse

Eine unbefriedigend bewältigte Krise oder unbewältigte Ängste können zu einer regressiven Entwicklung der Persönlichkeit führen. Die Regression ist eine Möglichkeit für den Patienten, bedrohliche Gefühle abzuwehren. Er greift auf eine Verhaltensweise zurück, die ihm früher Sicherheit geboten hat, für die gegenwärtige Bedrohung jedoch eher ungeeignet ist, weil sie ihn auf eine – zumeist frühkindliche – Stufe der Entwicklung fixiert.

Warum kommt es zur Regression?

- **Warum kommt es zur Regression?**
- Aus Hilflosigkeit und aus einem Sicherheitsbedürfnis heraus
- Durch die Konfrontation mit der Unwissenheit gegenüber „neuen" unbekannten Themen
- Durch das Abhängigkeitserleben gegenüber einer Hierarchie- oder Rollenfestlegung
- Weil die neue Krisensituation an altes Leiden (aus der Kindheit) erinnert und daraufhin entsprechende „alte" Verhaltensweisen aktiviert werden

Eigenschaften des regressiven Patienten

Merkmale solcher Patienten sind, dass sie:
- sich weniger zutrauen,
- sich verletzbarer fühlen,
- von emotionaler Zuwendung abhängiger sind,
- sich bei Versagung enttäuscht zurückziehen und
- ihre Gefühle verdrängen – mit der Flucht in eine Phantasiewelt („Es ist doch alles nicht so schlimm, solange ich noch nichts spüre, wird mich das Essen schon nicht umbringen").

Die Regression ist nur eines unter vielen Abwehrmanövern, deren man sich bedienen kann. Unter dem Gesichtspunkt der praktischen Konsequenz in der Arbeit mit Dialysepatienten jedoch ist die Regression besonders schwerwiegend. Je stärker sie ist, desto gravierender sind meist die Symptome, die daraus entstehen. Entsprechend schwieriger ist die Begleitung oder die Hilfe zur Selbsthilfe. Wenn es das Bedürfnis des Patienten ist, sich wie ein Kleinkind hegen und pflegen zu lassen, um die volle Aufmerksamkeit des Pflegepersonals zu bekommen, wird er erwartungsgemäß enttäuscht werden: Eine Pflegekraft ist eben nicht die „Mutter des Patienten".

In den folgenden beiden Beispielen wird regressives Verhalten von Patienten deutlich.

Fallbeispiel
Schwester L. berichtet: Frau M. ist 66 Jahre alt und seit 2 Jahren an der Dialyse. Seit Dialysebeginn wird sie liegend vom Krankentransport gebracht. Sie kann wegen ihres zusätzlichen Diabetes sehr schlecht laufen. Ihre Mahlzeiten werden mundgerecht geschnitten und die betreuende Pflegekraft hilft ihr beim Essen. Wenn sich keiner darum kümmert, lässt sie die Mahlzeiten stehen. Zuhause wird sie liebevoll von ihrem Mann und ihren beiden Töchtern betreut. Sie klagt viel über Schmerzen und ihre Liegeposition. Sie bringt immer zu viel Gewicht mit, was sich keiner erklären kann, und wenn sie auf der Waage sitzt, dann sagt sie oft: „Jetzt werden Sie wieder mit mir schimpfen."

Als der Ehemann zum ersten Mal unerwartet in die Dialyse kommt, um seiner Frau etwas zu bringen, komme ich mit ihm ins Gespräch und erfahre zu meinem Erstaunen, wie kompetent und aktiv die so „hilflose" Patientin im Alltag außerhalb der Dialyse ist. Er erzählt vom letzten Wochenende, an dem das Paar einen strapaziösen Spaziergang im Weserbergland unternahm. Mir kommt es so vor, als würde er von einer ganz anderen Frau sprechen. Von einer Frau, die so gut zu Fuß ist, dass sie sogar längere Wanderungen unternehmen kann – die aber gleichzeitig als Patientin den Anspruch erhebt, versorgt zu werden wie ein Kleinkind!

∎ ∎ Auswertung
In diesem Beispiel wird eindrucksvoll deutlich, wie wichtig es ist, die persönliche Wahrnehmung der Patientin in der Dialyse um die Wahrnehmung der Angehörigen zu erweitern. Dieser Perspektivenvergleich lenkt die Aufmerksamkeit des Pflegepersonals auf Ressourcen des Patienten, die in der Dialyse bis dahin nicht gelebt werden konnten. Die ressourcenorientierte Wahrnehmung des Patienten bewahrt die Pflegenden vor einer ausschließlich von defizitären Momenten bestimmten Begegnung.

Umgang mit regressiven Patienten

Fallbeispiel
Pfleger H. berichtet: Herr B. ist 72 Jahre alt und seit 4 Jahren an der Dialyse. Er ist sehr selbstständig, wiegt sich allein, richtet sich seinen Platz ein, nachdem er eine Runde durch die Dialyse gegangen ist, um alle zu begrüßen. Aber immer wenn seine 70-jährige Frau kommt, die ihn zur Dialyse fährt und wieder abholt, scheint eine Persönlichkeitsveränderung stattzufinden. Herr B. regrediert zum hilflosen Kleinkind. Er lässt sich stützen, beschwert sich ständig und lässt sich alles hinterhertragen. Die Frau ist dermaßen überfordert, dass sie manchmal weinend die Dialyse verlässt. Um die Frau zu unterstützen, gab es auch schon ein Gespräch mit dem Arzt, dem Patienten und seiner Frau.

■ ■ Auswertung

In Gegenwart ihres Mannes bagatellisiert die Ehefrau die Ereignisse und verhindert dadurch die Thematisierung der eigentlichen Problematik. Insofern setzt sich in dieser Situation das „Muster der Verführung" durch Regression fort. Die Ehefrau gerät unbewusst in die Position der versorgenden Mutter und nimmt den „Sohn" in Schutz – ein Vorgang, der im Dialysealltag nicht selten ist. Auch Fachpflegekräfte werden mit den subtilen „Verführungskünsten" der Regression konfrontiert. Und wenn sie in die „Falle" getappt sind, werden nicht selten mütterliche bzw. väterliche Qualitäten lustvoll ausgelebt – vor dem Hintergrund einer narzisstischen Disposition (Betonung einer Ich-zentrierten Position, Kohut 1990).

Ebenso häufig aber können im Gegensatz dazu aggressive Abwehrformen der Betreuer Ausdruck einer unbewussten Grenzziehung sein. In beiden Fällen würde eine Bewusstmachung der Begegnungsdynamik zu einem vertieften professionellen Verständnis führen. Die Nähe zum Patienten und den Angehörigen erschwert die oft notwendige Distanzierung und Abgrenzung und das adäquate Vertreten eigener Interessen.

Regression: eine sinnvolle Reaktion

Regressionen, die meist als störend empfunden werden, erweisen sich bewusst wahrgenommen als unerlässlich für die Krankheitsbewältigung. Sich regressiv fallen zu lassen, bedeutet auch Vertrauen und Zuneigung. Dabei spielt die Übertragung von positiven oder negativen Gefühlen keine Rolle, wenn sie als solche erkannt werden.

Allgemein kann gesagt werden, dass für den Dialysepatienten zwei Themen besonders ins Gewicht fallen, die eine Regression fördern, nämlich

- die vitale **Abhängigkeit**, die sich nicht nur auf den künstlichen Organersatz bezieht, sondern ganz entscheidend auch auf die Personen, die in die Betreuung eingebunden sind, und
- die **Übertragung** und Gegenübertragung zwischen Patient, Teammitgliedern und Angehörigen.

Im Folgenden soll die Dynamik der Übertragung genauer vorgestellt werden, weil sie in allen Begegnungssituationen wirksam ist und die Qualität der Pflege wesentlich bestimmt.

4.5 Aggression: zwischen Verzweiflung und Wut

Die Diagnose „Niereninsuffizienz" stellt einen erheblichen Einschnitt in das bisherige Leben eines Menschen dar. Viele Fragen stellen sich: Wie wird es jetzt weitergehen? Was kommt auf mich zu? Wie lange werde ich dialysiert werden müssen? In der Regel reagieren die Patienten nach einer längeren Phase des Schocks und der Trauer mit Wut und Aggressionen: Warum gerade ich? Habe ich das verdient? Was hab ich falsch gemacht? Der erlebte Verlust an Autonomie und Selbstbestimmung initiiert Krisensituationen, in denen der Patient zwischen ohnmächtiger Wut und hilfloser Verzweiflung schwankt.

Für die verantwortlichen Betreuer ist es nicht leicht, diese durchaus notwendigen Krankheitsbewältigungsstrategien als Symptome zu erkennen – und sie nicht als renitentes Patientenverhalten auszulegen und zu sanktionieren. Aggressives Verhalten kann über die Affektabfuhr (Wut rauslassen) auch strategische Funktionen erfüllen. Aggressive Reaktionen können verschiedene Funktionen aufweisen:

Warum Aggressionen sinnvoll sein können

- **Durchsetzung und Gewinn:** Der Patient setzt seine Bedürfnisse und Interessen massiv durch – auch gegen den Widerstand des Pflegepersonals.
- **Beachtung und Anerkennung:** Über sein auffälliges Verhalten gewinnt der Patient die für ihn notwendige Zuwendung und Berücksichtigung.
- **Abwehr, Verteidigung, Schutz:** Der Patient sichert seine Intimsphäre im öffentlichen Raum der Dialyse, wehrt sich gegen Grenzüberschreitungen und Verletzungen seiner persönlichen Integrität.
- **Spannungsreduktion:** Aufgebaute Spannungen durch familiäre, berufliche oder finanzielle Schwierigkeiten werden in der gesuchten und provozierten Konfrontation entladen.

4.5.1 Ausdrucksformen und Merkmale

Aggressivität kann sich bei Dialysepatienten auf verschiedene Weise äußern (◘ Tab. 4.5).

Ausdrucksformen von Aggressivität

Aggressives Patientenverhalten ist sicherlich nur schwer zu ertragen, stellt es doch das eigene Selbstverständnis in Frage. Im folgenden Beispiel fühlt sich die Pflegende persönlich von der Patientin angegriffen und in ihrem Rollenverhalten in Frage gestellt.

Fallbeispiel

Frau K., 58 Jahre alt, seit 3 Jahren Dialysepatientin, hat sich für den nächsten Tag bei Schwester B. ein bestimmtes Wunschessen bestellt. Aber am Tag darauf bringt ihr Schwester B. ein anderes Menu. Entrüstet wendet sich Patientin K. an die Schwester: Sie wird lauter und lauter und beschimpft die Schwester. Diese ist fassungslos angesichts dieses aggressiven Ausbruchs: „Das muss ich mir doch nicht bieten lassen!" Sie wendet sich ab und verlässt den Raum.

4

☐ Tab. 4.5 Aggressionsmerkmale

Sprache	Schimpfen, Unmutsäußerungen („Wenn alle so arbeiten würden … Ihre Kollegin macht das entschieden besser … Schließlich werden Sie dafür bezahlt"), Schimpfworte, Hetzen, Drohen, lächerlich machen, Tonfall, Stimmlage
Verhalten	Zu spät kommen, Ratschläge nicht befolgen (z. B. zu viel Gewicht), Handgreiflichkeiten, Ignoranz, nicht zuhören, nicht antworten, absichtliches Missverstehen, übermäßige Rücksicht fordernde Bescheidenheit, selbst keine Rücksicht gegenüber anderen Menschen nehmen, Neid, Unmutsgesten, Mimik, Körperhaltungen, Blicke
Versteckte Aggressionen (Ironie)	„Sie haben wohl beim Metzger gelernt?"
Emotionale Formen	Weinen, anklagend jammern bei Angst, Schmerzen oder Frustration als plötzliche Reaktion

▪ ▪ Auswertung

In dieser Situation könnte man zunächst Verständnis dafür äußern, dass die Patientin darüber erbost ist, nicht ihr Wunschessen bekommen zu haben. Wenn der Tonfall der Patientin sehr aggressiv ist, könnte man darauf verweisen, wie diese Art der Ansprache wirkt – und im Einzelfall auch darum bitten, künftig einen anderen Umgangston zu wählen: „So einen Umgangston bin ich nicht gewöhnt und möchte mich auch nicht daran gewöhnen. Können wir uns auf einen anderen Umgangston einigen?"

Umgang mit aggressivem Verhalten

Durch die Trennung von Aggressionsauslösern und Verhalten kann die Patientin vielleicht eher zustimmen. Sie lernt, dass ihr Ärger anerkannt wird – auch ohne diese massive Darstellung von Frustration. Für die Pflegekraft eröffnet eine differenzierte Betrachtung alternative Handlungsräume: Sie schaltet zwischen dem spontanen Impuls und der aggressiven Reaktion eine kurze Phase der Besinnung. Diese professionelle Distanzierung führt in die Rolle des Pflegenden zurück und bewahrt vor emotionalen Übergriffen.

Die Bewertung von Provokationen und der Umgang mit Schuldzuweisungen hängen davon ab, inwieweit sich der Angegriffene (das Opfer) in den „Angreifer" einfühlen kann. Einfühlen in den Provokateur? Sicherlich keine leichte Aufgabe. Aber in der Begegnung mit Patienten treffen ja nicht „gleichwertige" Kontrahenten aufeinander. Die aggressive Reaktion des Patienten ist weniger ein persönlich gemeinter feindlicher Angriff, sondern vielmehr Ausdruck einer bestimmten Krankheitsverarbeitung, kurz: ein Symptom.

Die Fähigkeit, in solchen schwierigen Situationen Haltung zu bewahren, die eigenen Gefühle zurückzustellen und die Konzentration auf das Erleben des Patienten zu richten, entspricht einer professionellen Haltung. Damit ist aber nicht gemeint, dass sich die Pflegende in leidenschaftsloser Distanz völlig zurücknimmt, sie kann durchaus ihr Erleben dem Patienten mitteilen. Er bekommt eine Rückmeldung, erfährt etwas über sein grenzverletzendes Verhalten. Gleichzeitig wird ihm auch das Gefühl von Interesse vermittelt, nämlich dass die emotionalen Hintergründe seines Verhaltens durchaus wahrgenommen werden.

Patienten und Pflegekräfte stehen in einer „Zwangsbeziehung" und müssen diese verordnete Beziehung mit persönlichen Ressourcen gestalten. Darüber hinaus handelt es sich nicht um eine Beziehung unter „Gleichen": Der eine ist schwerst krank, der andere ist gesund – es sind statusdifferente Positionen, aus denen heraus die Begegnung gestaltet wird. Dass diese Konstellation in hohem Maße für Kränkungen und Verletzungen – mit entsprechenden aggressiven Momenten – anfällig ist, liegt auf der Hand. Patienten und Pflegepersonal werden mit ihrem persönlichen Umgang mit „Grenzverletzungen" o. Ä. konfrontiert.

Hinzu kommt, dass Patienten, die permanent (chronisch) in einer Entbehrungs- und Belastungssituation leben, entsprechend sensibel und anfällig für Frustrationen sind, sie müssen beispielsweise häufig warten, die Pflegekraft, die sie sonst die Dialyse angelegt hat, ist im Urlaub, der Arzt hat es eilig, die Mitpatientin will ein anderes Fernsehprogramm sehen usw.

Die Summe solcher eher unbedeutenden Ereignisse bewirken bei vielen Patienten einen Strukturverlust und damit einhergehend einen Sicherheitsverlust. Manchmal ist es nicht so sehr das Ereignis selbst, sondern der Umgang damit, der frustriert und aggressive Reaktionen initiiert. Dies gilt sowohl für die Patienten als auch für die Pflegenden.

4.5.2 Stand der Forschung

Die Frustrations-Aggressions-Hypothese (Dollard et al. 1972) besagt, dass jede Frustration die Tendenz zur Aggression erhöht. Diese Entwicklung wächst mit der Stärke der anderen Tendenz, nämlich etwas auszuleben, was in der alten Form nicht mehr geht, aber auch mit der Stärke der Sehnsucht danach und der Anzahl des Verlorenen. Diese Aggressionsbereitschaft steht einer Aggressionshemmung gegenüber, die mit dem Ausmaß der Bestrafung wächst, die als Konsequenz einer aggressiven Handlung erwartet wird.

Bei Dialysepatienten ist eine hohe Aggressionsbereitschaft zu erwarten, da viele Lebensbereiche (z. B. Mobilität, sexuelle

Frustrationen können Aggressionen auslösen

4

Bedürfnisse, Essen und Trinken, soziale Kontaktfähigkeit) stark gestört sind. Meistens halten sich die Bereitschaft und Hemmung von Aggressionen die Waage, sodass es nur vereinzelt zu sichtbaren aggressiven Handlungen gegen eine andere Person kommt.

In der psychoanalytischen Literatur, speziell in der Weiterentwicklung der Frustrations-Aggressions-Hypothese, löst Frustration zunächst nur Ärger- und Angstreaktionen aus. Beim Dialysepatienten müssten sich nach Frustration unmittelbar Ärgerreaktionen zeigen. Da der Patient meist weder mit Flucht oder Aggressionen reagieren kann, wird er, wie das folgende Beispiel zeigt, mit Abwehrmechanismen wie der Ausrichtung der Aggression gegen sich selbst als Reduzierung des Affektdrucks reagieren. Bei ungenügender oder misslungener Abwehr richtet der Patient seine Aggression gegen die Frustrationsquelle: Krankheit oder deren Repräsentanten, also Maschine, Fachpersonal, Ernährungsumstellung etc.

Fallbeispiel

Schwester A. und Schwester B. berichten: Wir können uns das Verhalten von Herrn W. nicht erklären und wissen auch gar nicht, wie wir damit umgehen sollen. Herr W. ist seit anderthalb Jahren bei uns an der Dialyse. Bis vor 3 Monaten war er motiviert, lustig, höflich und hat eigentlich wenig kritisiert. Seit dieser Zeit hat sich sein Verhalten verändert. Er hat angefangen, aggressiv zu werden. Er kratzt sich seine Haut wund und blutig, um anschließend das Abgekratzte vor einer Schwester, die ihn betreut, zu essen. Das anzusehen, ist einfach eklig! Jedes Mal, wenn er die Möglichkeit hat, berührt er die Schwestern mit den zerkratzen Stellen. Vor ein paar Tagen stand ich bei einer anderen Patientin an der Maschine. Herr W. kam zu mir und umfasste meinen Arm mit den Worten: „Auf Wiedersehen Schwester B. Ich weiß zwar, dass Sie das nicht mögen, ich berühre Sie trotzdem." Ich war so sprachlos und wütend über sein Verhalten und über mich, weil ich nicht wusste, wie ich damit umgehen kann. Er tut uns auch leid, weil wir wissen, wie er vorher war. Deshalb sagen wir auch nichts. Medizinische Gründe für sein Kratzen sind ausgeschlossen worden.

■ ■ Auswertung

Autoaggression: wenn Patienten sich selbst verletzen

Das Verhalten des Patienten zeigt autoaggressive Tendenzen, d. h. er richtet Aggression gegen sich selbst. Er verletzt sich, indem er sich Wunden zufügt. Um dieses auffällige Verhalten verstehen zu können, sind verschiedene Hintergrundinformationen notwendig. An dieser Stelle wird auch der Stellenwert einer gründlichen Anamnese deutlich: Herr W. ist Anwalt und arbeitet in einer großen Kanzlei. Seine Kollegen wissen nichts von seiner Erkrankung – nur sein Chef ist eingeweiht. Dieser vermeidet aber jedes Gespräch darüber und geht im Gegenteil dem bis dahin geschätzten Kollegen aus dem Weg. Der Patient spürt diese Ablehnung und befürchtet, im Falle einer „Entdeckung" seines Zustands durch die anderen Kollegen ganz ausgeschlossen und isoliert zu werden (Angst vor dem sozialen Tod). Diese latente Bedrohung wird allmählich zu einer inneren Überzeugung, ohne sie allerdings in der Realität der Kanzlei überprüft zu haben. In der Dialyse bestätigt der junge Mann seine heimlichen Befürchtungen. Weil in diesem Bereich die Erkrankung allein aber nicht ausreichen würde (sie ist hier das „Normale"), wählt er eine provokativere Form der Zuwendung: Über die initiierten Aktionen löst er Ekel aus. Dies entspricht dem spektakulären Anteil; gleichzeitig – und das ist der bestätigende Anteil – wenden sich aber alle von ihm ab.

Dieses Verhalten als lautlosen „Hilfeschrei" des Patienten zu verstehen, ist sicherlich nicht ganz einfach und erfordert eine hohe diagnostische Kompetenz der einzelnen Beteiligten in Verbindung mit einem solidarischen Team. Ziel einer möglichen Intervention könnte es sein, Kontakt mit dem Patienten aufzunehmen, und zwar trotz oder gerade wegen seines Verhaltens. Nur so kann die implizite Theorie seines Verhaltens „widerlegt" werden. Kontakt aufnehmen heißt an dieser Stelle, dem Patienten auch mitzuteilen, wie sein Verhalten auf die Pflegenden wirkt!

Umgang mit aggressiven Patienten

Praxistipp

Besondere Aspekte im Umgang mit aggressiven Patienten:
- Überprüfung der inneren Haltung („Habe ich eine akzeptierende, verstehende Grundhaltung?")
- Positives Feedback (Lob und Zuwendung)
- Transparente Verhaltensregeln
- Auf Folgen des eigenen Verhaltens für andere aufmerksam machen
- Erfahrungswerte im Umgang mit diesem Patienten nutzen
- Klare Grenzen setzen
- Betreuungsmodalitäten im Team absprechen/abstimmen
- Auf die eigene Tagesform achten (wenn möglich Patienten an »schlechten« Tagen an Kollegen delegieren)
- Möglichst wenig persönlich nehmen

In der Tabelle (◘ Tab. 4.6) sind auslösende Faktoren aggressiver Reaktionen auf der Dialysestation zusammengestellt.

Auslösende Faktoren aggressiver Reaktionen

◻ Tab. 4.6   Auslöser aggressiver Reaktionen

Beim Patienten	Beim Dialysefachpersonal
▪ Abhängigkeit von der Maschine und vom Personal ▪ Unterdrückung eigener Wünsche ▪ Einengung, Zwänge, verdrängte Sexualität, Statusverlust, Rollenverlust in der Familie ▪ Vergebliche Versuche, eine Beziehung zum Behandlungsteam herzustellen ▪ Mangelnde Aufmerksamkeit, Zuwendung ▪ Rivalität gegenüber Mitpatienten ▪ Konfliktträchtige Beziehungsklärungen ▪ Verdrängung von Gefühlen und der aktuellen Krankheitssituation	▪ Überschreitung persönlicher Grenzen ▪ Geduzt werden ohne Einverständnis ▪ Unerwünschter Körperkontakt ▪ Erotische Themen, anstößige Witze, Bemerkungen ▪ Bemerkungen des Patienten über persönliche Themen ▪ Gefühle der Hilflosigkeit/des Ausgeliefertseins ▪ „Aushalten" von destruktiven Patientenentscheidungen ▪ Unvermeidlicher Kontakt mit unsympathischen Patienten ▪ Emotionen von Patienten ▪ Forderungen ▪ Unangenehme Gerüche des Patienten ▪ Ekel ▪ Umgang mit eigenen Gefühlen ▪ Unverständnis ▪ Ablehnung, Abwertung durch das Team ▪ Personalmangel ▪ Konflikte im Team, Ausspielen untereinander ▪ Unklare Arbeitsteilung ▪ Konfliktunfähigkeit ▪ Enttäuschungen ▪ Keine/wenig Wertschätzung ▪ Ungerechte Bezahlung

4.6 Depression: Rückzug und Schutz

Definition

Depression (lat. deprimere: herabdrücken): Reaktion auf Verlust, schwere Niederlagen, das Scheitern von Lebenszielen oder auf Lebenserfahrungen, die den Verlust von Liebe, Vertrauen und Sicherheit bedeuten

Depression: Rückzug ins Innere

Depressivität stellt die bei Dialysepatienten neben der Angst am häufigsten auftretende Gefühlsreaktion dar. Bei einer Depression ist der Patient, im Gegensatz zur Angst, in seinem Ausdrucksverhalten gehemmt. Depressionen entstehen bei (abrupten) Brüchen und nicht bei (allmählichen) Übergängen, z. B. wenn eine Form der Existenz unerbittlich die vorherige ablöst oder wenn der Patient gefordert wird, sich entsprechend zu verändern und anzupassen. Depressiv sein bedeutet zu verharren, zu blockieren, stecken zu bleiben. Der Mensch drückt damit aus, dass er der Krise nicht gewachsen ist. Depression ist eine Schutzfunktion der Seele, die einen Schutzraum benötigt, weil sie zu schwach ist, der Realität zu trotzen. Dieser Raum sollte deshalb vorübergehend auch akzeptiert werden. Psychologen sprechen in diesem Zusammenhang von produktiven Depressionen. Auch die schwerste Depression ist nicht nur ein indirekter Hilfeschrei, sondern in erster Linie ein selbstgewähltes, unbewusstes Verhalten (Woltersdorf 2002).

Depressives Verhalten ist nicht objektiv erklärbar. Es wird subjektiv erlebt; jeder Mensch hat seinen spezifischen, persönlichen Grund. Einige Patienten entwickeln diese Form der Bewältigung, um mit Ärger, Wut und Enttäuschung so umzugehen, wie es sozial akzeptiert ist. Sie würden ihre vorhandene Wut über das erlittene Leid niemals ausdrücken. Die aggressiven Gefühle lösen so viel Angst aus, dass nur die Möglichkeit gesehen wird, sie zu unterdrücken.

Depressive Menschen haben im Allgemeinen ein herabgesetztes Selbstwertgefühl, welches mit entsprechenden Selbstvorwürfen korreliert.

Typische Patientensätze:

- „Jetzt falle ich den anderen nur noch zur Last, ich bin doch zu nichts mehr zu gebrauchen!"
- „Schwester, es hat doch alles keinen Sinn mehr. Warum kann ich nicht einfach sterben?"
- „Es wird nie mehr so sein wie vorher."
- „Jetzt soll ich auch noch auf Essen und Trinken verzichten, warum? Wer weiß, wie lange ich noch lebe?"

Der Wunsch, nicht mehr zu leben, kann unterschiedlich zum Ausdruck kommen, z. B. durch Ignorieren der medizinischen Versorgung, durch ständige Missachtung des Gewichts und des schädigenden Trink- und Essverhaltens.

4.6.1 Auslösefaktoren depressiver Reaktionen

Im Rahmen der Krankheitsbewältigung können depressive Verhaltensweisen durch unterschiedlichste Ereignisse ausgelöst werden, z. B. wenn

- die Krankheit zum zentralen Thema der Lebensqualität wird,
- Situationen mit Komplikationen auftreten,
- das Unterstützungssystem nicht ausreicht und der Patient sich einsam fühlt,
- berufsbedingte oder wirtschaftliche Schwierigkeiten auftreten,
- Lebenskonzepte (z. B. Familienplanung) aufgegeben werden müssen,
- zu „falschen" Zeiten dialysiert wird,

- anhaltende Schmerzen, Juckreiz oder ein niedriger Hb-Wert die Lebensqualität beeinträchtigen,
- Triebbedürfnisse (Essen, Trinken, Bewegung, Schlaf, Sexualität) nicht befriedigt werden können,
- die körperliche Leistungsfähigkeit erheblich eingeschränkt wird,
- Ernährungsprobleme auftreten, z. B.:
  - Mangel an Vitaminen des B-Komplexes (B_1, B_6),
  - zu hohe Zuckerwerte, Zigaretten- und Alkoholkonsum (erhöhter Durst und Vitamin-B-Bedarf),
  - chronische Verstopfung,
  - Magnesiummangel (kann Ängste auslösen),
  - Kaliummangel,
  - Koffeinismus (Reboundeffekt, beginnend bei 4–7 Tassen/Tag je nach Körpergewicht),
- Kommunikationsprobleme und Stresssituationen mit Dialysemitarbeitern und
- Veränderungen im körperlichen Erscheinungsbild auftreten.

Ausdrucksformen depressiver Reaktionen

Die Zeichen einer beginnenden oder schon bestehenden Depression weisen verschiedene Ausdrucksformen auf (◘ Tab. 4.7).

4.6.2 Interventionen: Konstruktiver Umgang mit Depressionen

Umgang mit depressiven Patienten

Wenn ein Mensch oft oder zu lange im „schwarzen Loch" der Depression sitzt, sollte dies als ein Alarmsignal wahrgenommen werden. Dann wird die Depression nämlich zum Gefängnis ohne

◘ **Tab. 4.7** Ausdrucksformen depressiver Reaktionen

Ausdrucksebenen	Merkmale
Körperliche Ebene	Schlafstörungen, Unruhe, Appetitverlust, Druck- und Engegefühl, Kopf- und Magenschmerzen
Motorik	Verlangsamung, Hemmungen, Passivität
Emotionale Ebene	Angst, Niedergeschlagenheit, Verzweiflung, Selbstwertverlust, Interessenverlust, Antriebsschwäche, Entscheidungsunfähigkeit Schuldgefühle, Pessimismus
Intellektuelle Ebene	Mangelhafte Konzentrations-, Abstraktions- und Merkfähigkeit
Soziale Ebene	Rückzug, veränderte Stimme und Kommunikationsfähigkeit, fehlender Blickkontakt, Einengung der sozialen Aktivitäten, Ziel- und Verstärkerverlust

Perspektive und Aktivität. Der Wandel des Gemütszustandes von der akzeptablen Stimmungsschwankung (depressive Episode) zur behandlungsbedürftigen Gemütskrankheit ist allerdings fließend – und nicht immer leicht zu erkennen. Wenn der lähmende Trübsinn länger als zwei Wochen unverändert anhält oder jeden Monat regelmäßig für ein bis zwei Tage wiederkehrt, sprechen Experten von einer Depression. Die Betroffenen werden für sich selbst unsichtbar und verlieren ihre Identität. Das folgende Fallbeispiel stellt solch eine Situation dar.

Fallbeispiel
Pfleger K. berichtet: Herr S. ist 54 Jahre alt und seit 7 Monaten erneut an der Dialyse; 6 Jahre lang hatte er zufrieden mit einer neuen Niere gelebt. Er war wieder aktiver in seinen Beruf eingestiegen, lebte mit seiner Lebenspartnerin Jutta zusammen, die er in dieser Zeit kennen gelernt hat. Mit ihr zusammen ist er viel gereist und hat sein Hobby – Reiseerfahrungen und entsprechende Dias zu veröffentlichen oder auf Veranstaltungen zu präsentieren – aktiv ausgelebt. Seit Abstoßung der Spenderniere und dem erneuten Dialysebeginn zieht er sich zurück, liegt viel im Bett, spricht kaum, wirkt immer ungepflegter und bringt zu viel Gewicht mit. Er sagt häufig: „Jetzt bin ich nichts mehr wert, ich warte auf eine Transplantation. Jutta wird mich sowieso verlassen." „Das wird auch so kommen, dass die Frau ihn verlässt. Jeder von uns wartet eigentlich nur noch auf den Zeitpunkt. Ich würde auch weglaufen, wenn sich jemand nur noch negativ verhält. Für uns ist es auch schwierig, mit ihm umzugehen."

■ ■ Auswertung
Wie wirkt dieser Patient auf das Dialysefachpersonal? Offensichtlich verführt der Patient unbewusst zum „Mitleiden". Das Fachpersonal scheint weitgehend hilf- und sprachlos dem Patienten gegenüber zu stehen. Seine pessimistische und resignative Grundhaltung stößt auf Unverständnis und Abwehr – eine Reaktion, die den Patienten in seiner Situation der Hoffnungslosigkeit und Selbstabwertung bestätigt.

Nachstehend sind verschiedene **Interventionsmöglichkeiten** zusammengestellt, die diesen Teufelskreis unterbrechen. Sie setzen allerdings eine grundsätzlich annehmende professionelle Haltung voraus, die nicht ins Mitleiden führt, sondern zur Mitwirkung ermuntert:

- Positive Rückmeldungen geben: Die Aufmerksamkeit des Patienten nicht auf das lenken, was misslingt, sondern was gelingt
- Zielperspektiven ansprechen: Was will ich mit meinem Leben unter den Bedingungen der Dialyse anfangen? Was macht das Leben noch lebenswert?

- Aktivitäten vorschlagen: Körperliche und geistige Bewegungen, die den Patienten aus seiner Lethargie erlösen
- Möglichkeiten bereitstellen, die den Patienten in Kontakt mit anderen Patienten bringen
- Begrenzte medikamentöse Unterstützung (durch den Arzt) anbieten

4.6.3 Patientenorientierte Gesprächsführung

Beispiele für patientenorientierte Gesprächsführung

Im Folgenden wird eine Reihe typischer Patientensätze vorgestellt, die in Krisensituationen häufig so von Patienten artikuliert werden. Die jeweiligen Antworten stellen Versuche dar, den Patienten von seinem Bezugspunkt her zu verstehen und ihm zu zeigen, dass seine Gefühle wahrgenommen und akzeptiert werden.

Patient: Warum gerade ich?
Schwester:
- Sie sind sprachlos, hilflos…
- Nur Augenkontakt und nicken, tief Luft holen.

Patient: Mir geht es so schlecht. Ich weiß nicht, wie es weitergehen soll.
Schwester:
- Sie sind verzweifelt…
- Sie sehen keinen Weg…

Patient: Die wissen schon, was sie tun.
Schwester:
- Sie fühlen sich hier sicher.
- Sie vertrauen Ihrem Arzt?

Patient: Ich verdiene es nicht besser.
Schwester:
- Sie sind ärgerlich.
- Sie fühlen sich schuldig.
- Meinen Sie, Sie verdienen es nicht besser?

Patient: Ich glaube, dass alles keinen Sinn mehr hat.
Schwester:
- Sie glauben, dass **alles** keinen Sinn mehr hat?
- Hat in Ihrem Leben gar nichts mehr Bedeutung?

Patient: Ich stürze mich in die Arbeit, um die Krankheit zu vergessen
Schwester:
- Sie wollen die Krankheit vergessen?
- Wenn Sie arbeiten, können Sie sich eher ablenken.

Patient: Schwester, das Taxi wartet!
Schwester:
- Sie haben es eilig.
- Sie möchten möglichst schnell hier weg…

Patient: *schaut weg*
Schwester:
- Sie sind abgewandt, was woran denken Sie gerade?
- Ich habe etwas für Sie Wichtiges mit Ihnen zu besprechen, könnten Sie mich anschauen oder mir sagen, was Sie verstanden haben?

Patient: Es ist doch halb so schlimm, es geht mir doch noch ganz gut.
Schwester:
- Sie fühlen sich ganz wohl.
- Was wäre denn ganz schlimm oder ganz gut?

Patient: Ich muss mich zusammenreißen, niemand soll mir etwas anmerken.
Schwester:
- Sie dürfen nicht schwach sein…
- Sie sind anders als die anderen, Sie möchten nicht, dass andere von ihrem Zustand wissen.

Praxistipp

Positive Unterstützung solcher Gespräche:
- Die betreuende Person achtet auf Ton, Bewegung und immer wiederkehrende Worte und Themen.
- Sie versucht, die wahrgenommenen Gefühle wiederzugeben, Gefühle, die der Patient selbst noch nicht formulierte.
- Sätze werden nicht als Feststellung formuliert, sondern eher als Fragen – sie sind als Angebot an den Patienten zu verstehen.
- Sätze werden gegebenenfalls nicht beendet, sondern enden mit „oder, und" o. Ä.

Mit dieser Art Gesprächsführung erfährt der Patient keine Belehrung oder Bewertung. Obwohl keine Ratschläge gegeben werden, erlebt er sein Gegenüber als aktiv zugewandt. Dies kann durchaus als Modell für einen offenen und entspannten Umgang mit Gefühlen und Erlebnisinhalten wirken.

Essen und Trinken

Mehr als nur Nahrungsaufnahme

Christina Sokol und Uwe Hoppenworth

© Springer-Verlag GmbH Deutschland 2018
C. Sokol, U. Hoppenworth (Hrsg.), *Betreuung von Dialysepatienten*,
https://doi.org/10.1007/978-3-662-56357-1_5

Die Schwierigkeit, Ess- und Trinkgewohnheiten zu ändern

5

Dass Essen Leib und Seele zusammenhält, ist sicherlich eine Binsenwahrheit, aber sie wird zum existenziellen Thema, wenn gewohnte Ernährungsweisen aufgegeben werden müssen, weil sie das eigene Leben gefährden. Für Dialysepatienten stellt es einen gravierenden Einschnitt in ihre bisherige Lebensgestaltung dar, wenn sie vor der Notwendigkeit stehen, ihre über viele Jahre eingeübten Essgewohnheiten zu ändern. Alles, was bis dahin als selbstverständlich erschien, ist nunmehr in Frage gestellt, muss bedacht und Schritt für Schritt neu eingeübt werden.

Weil aber Essen und Trinken nicht nur der Nahrungsaufgabe dienen, sondern ein breites Spektrum verschiedenster Bedürfnisse befriedigen, ist mit einer Verhaltensumstellung notwendigerweise auch ein hohes Maß an Frustration verbunden. Wer seine Beziehungsprobleme bislang mit Alkohol oder Süßigkeiten zu kompensieren versuchte, wird als Dialysepatient neben der ohnehin erheblichen Belastung durch die Krankheit noch vor das Problem gestellt, den alten Lösungsmöglichkeiten ohne angemessenen Ersatz entsagen zu müssen. Über diese Problematik, ihre psychologischen Hintergründe und die möglichen Umgangsweisen damit wird im Folgenden berichtet. Dieses Kapitel gibt Einsicht in die komplexen Zusammenhänge von Ess- und Trinkverhalten, die als stabilisierende und motivierende Momente einer notwendigen Verhaltensänderung Berücksichtigung finden sollten und müssen.

Patienten im Stadium der terminalen Niereninsuffizienz müssen eine auf die Dialysebehandlung ausgerichtete Verhaltensänderung im Umgang mit Essen und Trinken einhalten, so schwer es im Einzelfall auch sein mag. Erst eine erfolgreiche Verhaltensänderung schafft die Voraussetzung für die Erhaltung von Lebensqualität und Leistungsfähigkeit.

Im Spannungsfeld zwischen medizinischer Notwendigkeit und menschlicher Unzulänglichkeit bekommt die Beratung und Motivation des Patienten eine hohe Bedeutung. Das Fachpersonal unterstützt den Patienten in seiner schwierigen Lage, begleitet ihn auf seinem mühevollen Lernweg und setzt sich mit den unterschiedlichsten Abwehr- und Widerstandsformen der Betroffenen auseinander.

▪ Warum ist die Ernährungsumstellung notwendig?

Ernährungsumstellung ist lebensnotwendig!

Die Dialysebehandlung entzieht dem Körper in wenigen Stunden Giftstoffe aus dem Blut, die normalerweise gleichmäßig über die Niere ausgeschieden werden. Die Menge der anfallenden Giftstoffe steigt mit den ernährungs- und flüssigkeitsbedingten Belastungen zwischen den Dialysebehandlungen im Körper wieder an. Nur die verantwortungsbewusste Mitarbeit des Patienten kann dazu beitragen, dass daraus resultierende Probleme reduziert oder vermieden werden können. Mehr als die Hälfte aller Dialysepatienten haben Probleme mit der konsequenten Umstellung des Ernährungs- und des Trinkverhaltens. Und dies, obwohl der Patient um die Notwendigkeit der Ernährungsumstellung weiß. Unbewusst wirken Verhaltensmuster, die dies verhindern oder erschweren. Die Umstellung von Ess- und Trinkverhalten ist eine Verhaltensänderung und damit ein Lernprozess.

5.1 Ernährungspsychologie

In der Sozialmedizin, Epidemiologie und klinischen Diätetik wurde das Thema Ernährung bis 1960 nur unter chemischen und physikalischen Gesichtspunkten betrachtet, z. B. Umfang des Nahrungsbedarfs, Aufnahme und Metabolisierung der Nährstoffe sowie die von den Nährstoffen abhängigen Funktionen.

Die Ernährung des Dialysepatienten muss jedoch auch aus biochemischer Sicht betrachtet werden. Aspekte wie der Kaliumwert im Blut, die Zufuhr von Phosphat, Natrium, Kalzium und Vitamin-D sowie das Gewicht werden mit dem Dialysepatienten besprochen und Konsequenzen für seine Ernährung gezogen. Obwohl die meisten Patienten über die möglichen Gefahren einer falschen Ernährung informiert und gemeinsam mit ihnen alternative Ernährungsweisen besprochen wurden, halten sich mehr als 50 % nicht an die erforderlichen Anweisungen. Worauf ist ein solches Verhalten, das in hohem Maße lebensgefährlich ist und die eigene Lebensqualität erheblich mindert, zurückzuführen?

Essen und Trinken sind elementare Erlebensbereiche und zählen zu den Triebbedürfnissen des Menschen. Das Verhalten des Menschen zu seiner Nahrung und umgekehrt die Auswirkungen der Nahrung auf den Menschen (als Lebensqualitätsfaktor) spielen im Leben eine große Rolle. Der Mensch ist eben nicht nur ein Objekt mit Organen und Stoffwechselabläufen und keine „Nahrungsverarbeitungsmaschine", die zum Zwecke der Energieversorgung Materie (Nahrung) verschlingt. Essen ist, wie jeder Gourmet bestätigen wird, eben mehr als nur Nahrungsaufnahme.

Essen und Trinken sind lebenswichtige Funktionen, durch die erst Wachstum, Entwicklung und die Leistungsfähigkeit jedes Menschen ermöglicht werden. Es handelt sich dabei um immer wieder sich wiederholende Handlungen, die zur Ausbildung von Gewohnheiten und Ritualen führen. Von Geburt an sind wir im Besitz der Fähigkeit, Durst und Hunger zu melden, damit dieses existenzielle Grundbedürfnis befriedigt wird. Bevor wir sprechen können, befriedigen wir dieses Bedürfnis instinktiv und unbewusst.

Darum ist unsere Nahrungsaufnahme ein zum großen Teil automatisierter Vorgang, der sich in der Kindheit durch Übung und Lernen entwickelt hat und nur deshalb so selbstverständlich scheint, weil er schon so häufig ausgeführt wurde – bis er in seiner Selbstverständlichkeit nicht mehr bewusst wahrgenommen

Warum es so schwer ist, Essgewohnheiten zu ändern

wird. Aufgrund dieses weitgehend unbewusst verlaufenden Prozesses haben nur wenige Patienten Kenntnisse und Vorstellungen über ihre Nahrung bzw. ihr Nahrungsverhalten.

Weitgehend **unbekannte Aspekte** beim Essen sind z. B.:

- Zusammensetzung von Nahrungsmitteln: Welche Lebensmittel beinhalten welche Mengen von wichtigem und hochwertigem Eiweiß, Kalium, Phosphat, Natrium etc.?
- Portionsgrößen/-mengen, Tagesbedarf in %: Wie viel darf ich von welcher Speise zu mir nehmen?

5 Wovon unser Essverhalten bestimmt wird

Die Gründe für bestimmtes Essverhalten sind vielschichtig und beeinflussen sich gegenseitig. Sie sind abhängig von Merkmalen einer Person selbst und von bestimmten Bedingungen der Umwelt.

Nachstehend sind einige der wichtigsten Leitmotive aufgeführt, die von Patienten auf folgende Frage genannt wurden (Pudel 1998): „Wovon lassen Sie sich in Ihrem Essverhalten leiten?"

- Geschmacksanspruch (Erdbeeren mit Sahne sind der höchste Genuss)
- Hungergefühl (ich habe Hunger, ich muss das jetzt essen)
- Ökonomische Bedingungen (das ist im Sonderangebot, Speisen der Saison)
- Kulturelle Einflüsse (morgens ein Brötchen mit Kaffee)
- Traditionelle Einflüsse (Feste, jahreszeitliche Gerichte)
- Gewohnheiten (immer Suppe vor der Mahlzeit, Essen nach dem Schlachten)
- Emotionale Wirkung (Stresssituation, Wut, Aggression)
- Soziale/kommunikative Gründe (Essen gehen)
- Soziale Statusbedingungen (Geschäftsessen)
- Angebotslage (Kantinen-, Mensaessen)
- Gesundheitsüberlegungen
- Schönheitsansprüche
- Verträglichkeit
- Neugier (mal sehen, wie das schmeckt)
- Angst vor Schäden/Krankheitserfordernisse (Phosphat, Kalium)
- Pädagogische Gründe (Belohnung)
- Magische Zuweisungen (Sellerie – Potenz)

Darüber hinaus hat Essen und Trinken eine wichtige kommunikative Funktion, die schon als Baby durch die Nahrungsaufnahme erlernt wird: Stillen ist für das Kind Nahrungsaufnahme und Kontakt zugleich, es vermittelt ihm Sicherheit, Wärme und Austausch.

5.2 Essgewohnheiten und Lebensqualität

Der Dialysepatient wird durch die Krankheit gezwungen, Lebensqualitätsaspekte seines bisherigen Lebens zu verändern, bewusst zu steuern und sogar aufzugeben. Bedürfnisbefriedigungen, die er erlebt und mit denen er sich sicher und wohlgefühlt hat, die seine Identität geprägt haben, muss er aufgeben. Der Patient befindet sich in einem Spannungsfeld zwischen rationaler Einsicht und dem Kampf um gelebte Gaumenfreuden und der damit verbundenen Sicherheit im Umgang damit. Es ist nur schwer zu verstehen, dass etwas, das mit intensiven Lebensgefühlen verbunden ist, plötzlich lebensbedrohliche Symptome erzeugen soll. Diese kompromisslose Umstellung zieht Angst, Frustration, Aggression, Depression sowie Widerstand und Abwehrreaktionen, wie z. B. Regression, Verdrängung, Verleugnung, Projektionen und Rationalisierung, nach sich. Abwehrreaktionen richten sich dann gegen die eigene Person, gegen Familienangehörige und nicht zuletzt gegen das Dialysefachpersonal.

Dialysefachpersonal, Nichtbetroffene und Patienten bewerten die diätetischen Probleme unterschiedlich. Was in den jeweiligen Wahrnehmungsbereich fällt, löst bei dem gleichen Thema unterschiedliche Reaktionen, Handlungen und Ausdrucksformen aus (◻ Tab. 5.1).

Die Gegenüberstellung der beiden Perspektiven macht deutlich, dass es im Gespräch immer auch darum gehen sollte, ernährungstherapeutische und psychologische Bedingungen zu

Bedeutung der Essgewohnheiten für die Lebensqualität

Das Zusammenspiel von Denken, Fühlen und Handeln

◻ **Tab. 5.1** Zusammenstellung von Ernährungsproblemen aus der Sicht des Fachpersonals und des Patienten

Ernährungsprobleme aus der Sicht des Dialysefachpersonals	Essprobleme aus der Sicht der Betroffenen
Auftretende Symptome	Verzicht
Ernährungsberatung	Essen und Trinken wird zur Sucht
Ungenaue, falsche Gewichtsangaben	Frustration fundamentaler Triebbedürfnisse (Essen, Trinken, Mobilität, persönliche Freiheit)
Zusätzliche Dialysen	Neid
Dialyse ist belastender (Blutdruckabfall, Krämpfe)	Stetige Kontrolle durch die eigene Person, Familienangehörige, Dialysefachpersonal
Uneinsichtiger Patient	Verlust von Lebensqualität
Auftretende Symptome	Vermeidung von Feierlichkeiten im Freundeskreis
Ernährungsberatung	Restriktionen

5

berücksichtigen. Da sich die persönlichen Wert- und Zielvorstellungen der Patienten auf den Verlauf und Erfolg der Dialyse auswirken, können sie nicht nur als prognostisches Kriterium berücksichtigt werden, sondern sollten auch als ein wichtiges Motivationsinstrument integriert werden.

Im nachfolgenden Fallbeispiel wird das Verhalten eines Patienten dargestellt, der zwischen medizinischer Notwendigkeit und menschlicher Abwehr agiert.

Fallbeispiel

Pfleger S. berichtet: Herr K. ist 62 Jahre alt und seit 6 Jahren an der Dialyse. Zwischen den Dialysen nimmt er bis zu 8 kg an Gewicht zu. Immer wieder klagt er über Luftnot, Krämpfe und Blutdruckabfall. Dem Fachpersonal gegenüber äußert er ständig den Wunsch nach kürzeren Dialysezeiten und Symptombeseitigung. Am Dialysetag steht er schon eine Stunde vor Dialysebeginn in der Tür, wirkt schuldbewusst und sagt zu Schwester F.: „Wenn S. das weiß, dann wird er wieder mit mir schimpfen." „Dazu hat er ja auch allen Grund", erwidert die Schwester, „es ist einfach zu viel Gewicht, was Sie mitbringen."

Wenn das Gespräch auf sein Gewicht kommt, sagt er, dass er sich das Gewicht nicht erklären kann. Er gurgle aber viel und dabei könnte es sein, dass er dabei etwas runterschlucke, was er nicht verhindern könnte. Und außerdem würde er öfters nachts wach werden, könne nicht mehr einschlafen. Er würde das gerne ändern, weiß aber nicht wie. Im Gespräch erwähnt er oft, dass seine Frau ihm auch viele Vorwürfe macht, dass er sich nicht genug kontrollieren könnte. Sie selbst würde momentan auch viel trinken.

■■ Auswertung

Das Beispiel zeigt typische Schwierigkeiten eines Patienten, einen selbstverantwortlichen Umgang mit dem Ess- und Trinkverhalten zu finden. Er beschränkt seine Krankheit auf den Zeitraum der Dialyse. Die auftretenden Symptome sind gedanklich mit der Krankheit und nicht mit seinem Verhalten gekoppelt (er beklagt sich über die Symptome). Seine Hilflosigkeit im Umgang mit seinem Ess- und Trinkverhalten und den Unterstützungsangeboten drückt er durch regressives Abwehrverhalten aus.

Zur Beziehungsgestaltung sollte zunächst ein Gesprächsrahmen und eine Gesprächsform gewählt werden, die den Patienten aus seiner regressiven Haltung befreit und die betreuende Pflegekraft aus der „Elternrolle" entlässt. In der Arbeit mit dem Patienten geht es erstrangig um eine vertrauensvolle Beziehungsaufnahme auf der Erwachsenenebene und zweitrangig um Wissensvermittlung. Mit Hilfe des von Berne (1970) entwickelten Transaktionsmodells soll nachfolgend verdeutlicht werden, wie sich Denken, Handeln und Fühlen in der Beziehung ausdrücken und Gespräche und Handlungen davon beeinflusst werden.

5.2.1　Das Modell der Transaktionsanalyse (TA)

In der transaktionsanalytischen Betrachtungsweise von Kommunikationssituationen spielt die besondere Beziehung zwischen Sender und Empfänger eine wichtige Rolle. Berne geht davon aus, dass in jedem von uns stets drei Persönlichkeitsinstanzen vorhanden sind (drei Ich-Zustände), die sich in unterschiedlichen Lebenssituationen in unterschiedlicher Ausprägung zu Wort melden können, nämlich das Eltern-Ich, das Erwachsenen-Ich und das Kindheits-Ich.

Die Transaktionsanalyse

- **Eltern-Ich**

Im Eltern-Ich ist all das gespeichert, was die Eltern einst dem Kind vermittelten. Das Eltern-Ich lässt sich in ein Vater- und ein Mutter-Ich unterteilen oder in ein fürsorgliches oder kontrollierendes Eltern-Ich. Das Kind lernte durch diese Ge- und Verbote moralische Vorstellungen, geistige Haltungen, Liebe und Abneigungen, Fürsorge und Bevormundung wie auch vorgefasste Meinungen. Dem Kind wurden so Hilfestellungen gegeben und Lebensweisheiten vermittelt, aus denen es später als Erwachsener schöpft.

Das Eltern-Ich

- **Erwachsenen-Ich**

Das Erwachsenen-Ich sollte im Idealfall die Entscheidungen und Handlungen des Menschen beeinflussen und zur Reflektion bestimmter Verhaltensweisen führen, um sie gegebenenfalls zu verbessern. Es hilft, eigene Meinungen und Vorstellungen zu bilden, Schlüsse zu ziehen und Verantwortung für das eigene Handeln zu übernehmen. Impulse aus dem Eltern-Ich und Kindheits-Ich werden auf Angemessenheit überprüft und situationsangemessen ausgelebt. Die Stimme des Erwachsenen-Ich tönt sachlich, feststellend, informierend und um Auskunft ersuchend. Der Gesprächspartner wird auf der gleichen Ebene angesprochen.

Das Erwachsenen-Ich

- **Das Kindheits-Ich**

Im Kindheits-Ich stecken noch alle Gefühle und Reaktionen von früher. Es zeigt sich angepasst, unterwürfig, rebellisch oder natürlich. Emotionen, Spontaneität, Neid und Missgunst werden diesem Ich-Zustand zugeschrieben.

Das Kindheits-Ich

5

Alle drei Ich-Zustände sind wertvoll und gehören zur vollwertigen Erwachsenen-Persönlichkeit.

Analyse des vorausgegangenen Fallbeispiels mit Hilfe des TA-Modells

Um die Kommunikation zwischen Herrn K. und Schwester F. zu analysieren und um mögliche Störungen auszumachen, werden beide Gesprächspartner durch je drei Kreise dargestellt (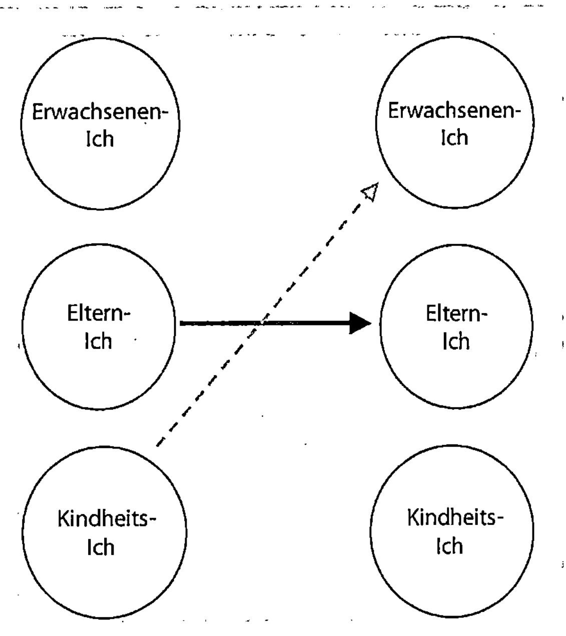 Abb. 5.1). Die Nachricht ist ein Pfeil, der von einem der drei Ich-Zustände des Senders (Herr K.) ausgeht und sich an einen der drei Ich-Zustände des Empfängers (Schwester F.) wendet. „Sich wenden" bedeutet hier, Schwester F. dazu zu bringen (sie „verführen"), dass sie aus dem gewünschten Ich-Zustand reagiert.

Die Reaktion von Herrn K. (aus dem Kindheits-Ich) veranlasst Schwester F., aus dem Eltern-Ich heraus zu reagieren. Dies kann beim Patienten Gefühle auslösen, wie z. B. Enttäuschung, Ärger, Unzufriedenheit, Resignation etc., Reaktionen also, wie sie Kinder oftmals gegenüber strafenden oder versagenden Eltern zeigen:

Herr. K.: „Wenn S. das weiß, dann wird er wieder mit mir schimpfen ..."

Schwester F.: „Dazu hat er ja auch allen Grund. Es ist einfach zu viel Gewicht, was Sie mitbringen."

Abb. 5.1   Darstellung einer verdeckten TA

Vordergründig handelt es sich um eine Sachmitteilung, die vom Erwachsenen-Ich zum Erwachsenen-Ich gesendet wird: Gewicht, Symptome, Trinkverhalten. Verdeckt aber enthält die Nachricht Reaktionen aus dem angepassten/rebellischen Kindheits-Ich und dem mahnenden/rügenden Eltern-Ich.

Praxishilfe

Intention des Gesprächs ist es, dass die Pflegekraft und der Patient auf der Erwachsenenebene kommunizieren.

Kommunikation auf der Erwachsenenebene

■ **Gesprächsvorbereitung**

➥ Sprechen Sie einen Termin und den Zeitraum ab. Wenn der Patient nicht bereit ist, einen Zusatztermin zu vereinbaren, setzen Sie sich mit ihm vor oder nach der Dialyse zusammen. An der Dialyse wirkt die Abhängigkeit stärker!

➥ Fragen Sie den Patienten, ob er seine Frau mitbringen möchte.

➥ Formulieren Sie für sich ein Ziel (kleine Schritte), das Sie gern im Gespräch erreichen würden. Überlegen Sie, was der Patient persönlich davon hätte und was er leisten müsste, um dieses Ziel zu erreichen.

➥ Sammeln Sie Informationen über Erfolge des Patienten im Umgang mit seinem Gewicht. Informieren Sie sich bei Kolleginnen, wie der Patient von ihnen wahrgenommen wird.

■ **Gesprächssituation**

Ausschnitt aus dem Gespräch einer Pflegenden mit einem Patienten über sein Trinkproblem.

Hilfen für die Gesprächsführung

Fallbeispiel

Wir hören, dass Sie etwas verändern wollen? Stimmt das so? Alle machen sich Gedanken und ich sitze heute mit Ihnen hier stellvertretend. Ich kann Ihnen ja nicht wie einem kleinen Kind sagen, wie Sie sich zu verhalten haben. Obwohl ich das manchmal gerne tun würde. Möchten Sie wissen warum? …Weil ich es aufgrund meiner professionellen Rolle manchmal schwer aushalte, zusehen zu müssen, wie Sie mit sich umgehen. Und dieses Zusehen müssen, macht uns manchmal ärgerlich. Und das ist unfair Ihnen gegenüber, weil wir nicht in Ihrer Haut stecken. Und außerdem würden Sie mir wahrscheinlich den Vogel zeigen, sich umdrehen und weggehen oder sich innerlich verschließen. Stimmt's? Oder wie reagieren Sie, wenn Ihnen jemand etwas anordnet, Ihnen etwas wegnehmen will, was Ihnen Spaß macht? …

■ ■ **Auswertung**

Die eigene Ratlosigkeit im Umgang mit der Kommunikationssituation und auch die eigene Motivation können dem

Verständnis signalisieren!

Patienten gegenüber ausgedrückt werden. Man kann dem Patienten Verständnis für die Schwierigkeiten im Umgang mit dem Trinkverhalten signalisieren. Dadurch kann er sich für das Gespräch „öffnen" und er wird eingeladen, selbstverständlicher auf Unterstützung zurückzugreifen. Zunächst kann versucht werden, den Patienten auf die Schwierigkeit hinzuweisen, das eigene Trinkverhalten grundlegend zu verändern. Er erfährt, dass dieses Problem nicht ausschließlich als individuelles Versagen erfahren werden muss, sondern dass unser Trinkverhalten von verschiedenen physischen und psychischen Bedingungen bestimmt wird. Nachstehende Informationen können ein erweitertes Verständnis anbahnen:

- Unser Körper besteht zu $^2/_3$ aus Flüssigkeit.
- Das Verlangen nach Wasser kann nicht nur über das Trinken befriedigt werden (siehe Tipps weiter unten).
- Essen und Trinken ist ein Triebbedürfnis, das wir seit unserer Geburt mehr unbewusst als bewusst befriedigen. Wir besitzen daher wenig bis keine Kenntnisse über Flüssigkeitsanteile in Lebensmitteln. Jeder Mensch braucht diesbezüglich Unterstützung und Informationen!
- Nur der Wille kann Berge versetzen, der Wunsch ist nicht genug!!!
- Verbote lösen eine Sucht aus. Abgesehen von den Verboten „darf" der Patient aber ...

Die Erfolgs-Problem-Ziellandschaft als Motivation

Folgende Informationen können helfen, den Umgang mit der schwierigen Situation der Ernährungsumstellung für den Patienten verständlicher und möglicherweise einsichtiger zu machen (◘ Abb. 5.2). Gemeinsam mit dem Patienten (evtl. mit den Ehegatten) wird eine Erfolgs-Problem-Ziellandschaft erstellt.

Für die Motivation des Patienten ist es wichtig, dass er zu Beginn des Gesprächs seine Erfolge beschreibt. Eine Zeitachse kann in Rot eingetragen werden. Der Ehepartner kann eingeladen werden, die Erfolge zu bestätigen oder zu ergänzen. Die positive Wahrnehmung des Teams im Umgang mit seinem Ess- und Trinkverhalten kann zum Schluss ergänzt werden. Die Mittellinie bezeichnet die Gewichtswerte, die für den betreffenden Patienten optimal sind. Anschließend wird der Patient nach seinen Strategien im Umgang mit dem Trinken befragt und diese mit dem physischen Erleben in der sehr erfolgreichen Zeit und in der weniger erfolgreichen Zeit verbunden. Der Patient sollte seine eigenen Erfahrungen schildern, die aus professioneller Sicht ergänzt werden können.

Physisches Erleben in erfolgreichen Zeiten und Vorteile des „richtigen Gewichtes":
- Mehr Energie, körperliches und psychisches Wohlbefinden
- Der Nachmittag nach der Dialyse kann besser und aktiver gestaltet werden
- Angemessene Dialysezeiten

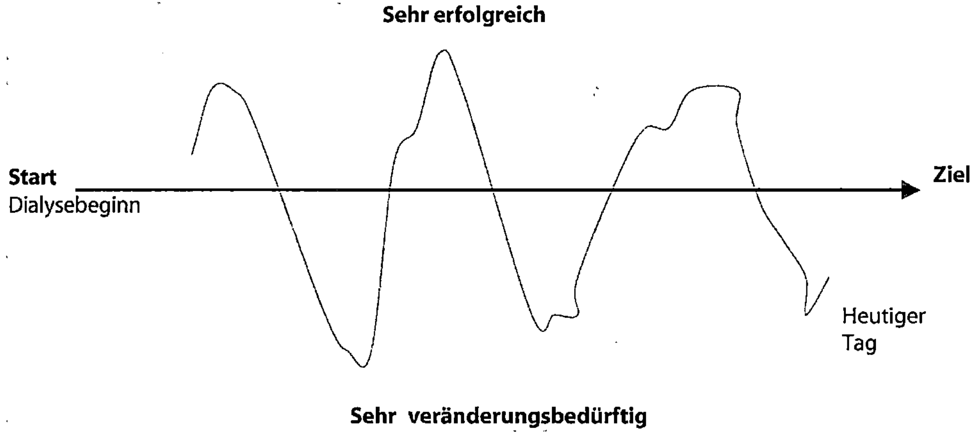

◘ **Abb. 5.2**　Veränderung im Ernährungsverhalten

- Ein besseres Lebensgefühl, Erfolgserlebnisse
- Die Hosen und Röcke kneifen nicht mehr

Physisches Erleben in erfolglosen Zeiten:
- Wasseransammlung in der Lunge (Atemnot), in den Beinen (Ödeme, Schweregefühl)
- Hautveränderungen (Ekzeme)
- Wasseransammlung im Bauchraum (Völlegefühl, Übelkeit)
- Wasseransammlung im Kopf (Kopfschmerzen, Konzentrationsschwierigkeiten)
- Herz-Kreislaufprobleme (Bluthochdruck, sich schlapp und matt fühlen)
- Schlechtes Lebensgefühl (die Hosen und Röcke kneifen)

❯ **Im Umgang mit Trinkproblemen muss berücksichtigt werden, dass Flüssigkeitsentzug nicht die optimale Lösung ist! Je mehr Wasser bei der Dialyse entfernt werden muss, desto größer ist der Durst und die Belastung für den Kreislauf.**

Befindet sich zu viel Kochsalz oder Zucker in der Körperflüssigkeit, die die Zellen umgibt, versucht der Körper automatisch, diese Konzentration zu verdünnen, indem er Flüssigkeit den Zellen entzieht. Ist in den Zellen zu wenig Flüssigkeit, signalisiert er an das Gehirn: **Trinken!**

Darüber hinaus ist das Durstgefühl von der Osmolalität (Menge der gelösten Teilchen pro Liter) im Blut abhängig. Starke Schwankungen werden bei Diabetikern wesentlich durch erhöhten Harnstoff-, Kochsalz- oder Zuckergehalt mitbestimmt. Dies führt zu Verteilungsstörungen zwischen dem intrazellulären und extrazellulären Raum und damit zu einem starken Durstgefühl.

Wenn dem Körper z. B. aus Überwässerungsgründen zu viel Flüssigkeit auf einmal entzogen werden muss, versucht er, sich selbstregulierend davor zu schützen, indem er das Hormon Angiotensin freisetzt, das Durst verursacht. Patienten mit hoher Wasserbelastung haben bei schnellem Volumenentzug während der Dialyse postdialytisch wieder ein besonders starkes Durstgefühl, sodass sie sich in einem Teufelskreis befinden, in dem eine erneute hohe Gewichtszunahme vorprogrammiert ist.

Größter Wunsch vieler Patienten ist ein möglichst wenig frustrierender Umgang mit dem restriktiven Ess- und Trinkverhalten. Dies ist das beabsichtigte Ziel, das als „gemeinsames Projekt" alle Beteiligten in die Verantwortung nimmt. Das Dialysefachpersonal unterstützt den Patienten auf seinem Weg mit den Möglichkeiten, die der Dialyseeinrichtung zur Verfügung stehen.

Tipps und Tricks im Umgang mit Durst

Hilfen für den Patienten

Persönlich erfahren und erfolgreich bei 268 Patienten (eigene unveröffentlichte Erhebung 2003):

- Saure zuckerfreie Bonbons, Eiswürfel, Zitronenscheiben lutschen, zuckerfreies Kaugummi kauen (Säure mindert den Durst, da sie den Speichelfluss anregt)
- Süßes oder Salziges vermeiden (würzen statt salzen)
- Medikamente mit dem Essen einnehmen
- Essen statt Trinken
- Spülen, Gurgeln
- Heiße oder warme Getränke trinken (von kalten wird mehr getrunken)
- Kleine Dose Obst oder Obststückchen aus dem Kühlschrank (Flüssigkeit abgekippt)
- Kalter Wackelpudding

- **Unterstützung der Verhaltensänderung**
- Essmotive können gemeinsam mit der Ernährungsberaterin herausgefunden werden (Wann wird der größte Verzicht/ Genuss erlebt?)
- Eigene Ziele formulieren; das fällt am Anfang schwer, prägt aber das Bewusstsein für die eigene Verantwortung
- Symptomkontrolle durch Mengenwahrnehmung
- Ehrlichkeit: Es gibt viele Varianten, sich selbst zu betrügen! Verantwortung für das eigene Handeln muss jeder selbst übernehmen
- Sich selbst loben
- Selbstbewusstseinsstärkung (Ich will!)
- Differenzieren von Trinkmenge und Nahrungsflüssigkeit

- Schlucke zählen, irgendwann verselbständigt sich das und eine Kontrollinstanz hat sich etabliert
- Die Inhalte verschieden großer Trinkgefäße messen
- Trink- und Essverhalten beobachten/notieren
- Immer aus dem Glas trinken, möglichst nie aus der Flasche (es sei denn, die Schlucke werden gezählt, dann ist das Trinkgefäß egal)
- Bewusst und langsam trinken, die getrunkene Menge genießen
- Begrifflichkeiten neu definieren: statt Verzicht und Entsagung Genuss und Können
- Die Gegenwart und das, was möglich ist, genießen und nicht nur sehen, was nicht mehr möglich ist (Vergangenheit)
- Mit Mitpatienten sprechen, nach deren Strategien fragen
- Den Mitarbeitern der Dialyse Fragen stellen, denn sie haben viel Erfahrung durch andere Patienten und durch ihre Ausbildung
- Verändertes kontrolliertes Verhalten feiern!!!
- Bewegung am nächsten Tag (Schwimmen, Laufen, Radeln, Gartenarbeit), die Grenze der guten Befindlichkeit sollte jedoch nie überschritten werden
- Veränderung der Ausscheidungsmenge sollte im Trinkverhalten berücksichtigt werden
- Gute Waage anschaffen
- Strukturierter Tagesablauf

Patientenschulungen für Dialysepatienten werden nur partiell von wenigen Dialysen durchgeführt, sodass das motivierte und professionell geschulte Dialysefachpersonal für diese vertrauensvolle Betreuungsaufgabe der wichtigste Ansprechpartner ist. Das Team ist wichtigstes Bindeglied zwischen den Zielen der Ernährungstherapie und der Lebensqualität des Patienten. Es hilft dem Patienten, Ängste abzubauen, sowie Hoffnung, Orientierung und Handlungsmöglichkeiten (Selbstverantwortung) im Krankheitsgeschehen zurückzugewinnen.

5.3 Essen und Trinken als selbstschädigendes Verhalten

Patienten, die sich wiederholt einem unangemessenen Ernährungsverhalten aussetzen, initiieren einen die körperliche Integrität verletzenden Vorgang. Bei Patienten mit mehrfacher und kontinuierlicher Beratungsmöglichkeit ist anzunehmen, dass der Selbstschädigungswunsch und die induzierende Fehlleistung weitestgehend unbewusst stattfinden und gleichzeitig erkenntlich für das Fachpersonal durchgeführt werden.

Im Sinne eines selbstverletzenden Verhaltens ist anzunehmen, dass die Nahrungszufuhr selbst in einem dissoziativen Ich- oder Körper-Zustand sattfindet (Hirsch 2011). Demnach können Dialysepatienten als „Opfer und Täter" zugleich gesehen werden. Selbstverletzungen stehen mit negativem Selbsterleben in Zusammenhang. Gefühle der Wertlosigkeit, Hoffnungslosigkeit, Selbsthass, Misserfolgs- und Versagensphantasien und eine tiefe Ohnmacht der Welt gegenüber dominieren das Selbstgefühl.

Als Ausgangspunkt wird die narzisstische Kränkung mit eskalierenden disphorischen Verstimmungen, Wutgefühlen und Angst beschrieben. Eine Bewältigung oder Regulation widersprüchlicher Gefühle gelingt nicht. Scheinbar überhöht erlebte, abverlangte Höchstleistungen (Beherrschung des Triebes Essen) in kürzester Zeit, die über das Erreichbare hinausgehen, führen beim Dialysepatienten zu Selbstabwertungen in Form von Aggressionen gegen sich selbst. Eine Kränkung oder belehrend abwertend erlebte Argumentation durch das Fachpersonal wird durch eine persönliche Abwertung und Schädigung vorweg genommen.

Folglich wird Selbstverletzung als paradoxe fürsorgliche Handlung beschrieben (Hirsch 2011): Sie bedeutet Autoaggression und Selbstschutz. Diese psychodynamische Annahme kann vom Fachpersonal nicht immer durch Gespräche oder Beratung in ihrer Komplexität verstanden werden. Die paradoxe symbolische Bedeutung von selbstverletzendem Verhalten, verbunden mit biographischem Wissen kann zu einem veränderten Verständnis für alle beitragen.

Die Dialysefachkraft

Inhaltsverzeichnis

Dialysefachkraft in der Dialyse

Ansprüche und Kompetenzen

Uwe Hoppenworth und Christina Sokol

© Springer-Verlag GmbH Deutschland 2018
C. Sokol, U. Hoppenworth (Hrsg.), *Betreuung von Dialysepatienten*,
https://doi.org/10.1007/978-3-662-56357-1_6

Die Berufsrollen der Pflegenden

6

Das Personal der Dialysestation erfüllt eine Vielzahl anspruchsvoller Berufsrollen. Neben der medizinischen Versorgung und Betreuung der Patienten nimmt die „Beziehungspflege" einen erheblichen Teil der Tätigkeit ein. An jeden einzelnen Mitarbeiter werden dadurch hohe Anforderungen gestellt, auf die er in seiner beruflichen Ausbildung in den meisten Fällen nicht vorbereitet wurde. Im Gegensatz zur Arbeit mit anderen chronischen Erkrankungen sind die Mitarbeiter des Dialyseteams viel stärker und fast unausweichlich mit den persönlichen Problemen der Patienten und deren Folgen für das Befinden konfrontiert. Mehr noch als die *Behandlung* akuter Krankheiten zwingt die Versorgung chronisch Kranker zur individualisierenden Wahrnehmung des Patienten. Das Mit-Leben, das Mit-Bewegen steht im Vordergrund der pflegerischen Bemühungen. Dialysemitarbeiter werden so zu Mitstreitern einer „neuen" Medizin, der sprechenden Medizin.

Die Dynamik der komplexen Bedingungen der Betreuung chronisch kranker Menschen erschwert oftmals einen einfühlsamen Umgang mit diesen Patienten – dabei ist die beratende und empathische Betreuung geradezu notwendiger Bestandteil einer angemessenen Patientenversorgung. Das folgende Beispiel soll diese Komplexität an Ansprüchen veranschaulichen.

Fallbeispiel

Pfleger H. berichtet: Herr M. ist vor einem Jahr als Akutpatient zu uns an die Dialyse gekommen. Er ist 54 Jahre alt und seit einem halben Jahr nicht mehr berufstätig. In den ersten 3 Monaten war er angepasst, nett, hatte nie Probleme mit seinem Gewicht oder seinen Blutwerten.

Plötzlich fing er an, uns gegenüber ablehnend, teilweise aggressiv zu reagieren; er wollte vom Dialyseablauf, von der Maschine und Ernährung nichts mehr hören. Punktiert werden wollte er nur noch von den Ärzten oder von Schwester B., die ihn damals anpunktiert hat. Spreche ich ihn an, um z. B. den Blutdruck zu messen, dreht er sich weg, ohne etwas zu sagen. Über jede Kleinigkeit beschwert er sich bei den Ärzten, anstatt es zuerst uns zu sagen. Wir vom Pflegepersonal haben wenig Verständnis für sein Verhalten. Ich gehe nur noch zu ihm hin und tue meine Pflicht, spreche ihn nicht an und gehe wieder weg. Er müsste sich erst bei mir entschuldigen, für das, was ich mir schon alles anhören musste. Im Vergleich zu anderen Patienten geht es ihm gut. Es könnte ihm noch besser gehen, wenn er die Krankheit besser akzeptieren und sich um seine Ernährung und um sein Trinkverhalten kümmern würde, so wie zu Beginn der Dialyse. Zu fast jeder Dialyse kommt er mit 5–6 kg zusätzlichem Gewicht über seinem Soll-Gewicht zu Dialyse. Seine Wut über Zusatzdialysen und Blutdruckabfälle lässt er an uns Pflegekräften aus, die Ärzte bekommen von seinen Reaktionen nichts mit. Die Situation löst im Team heftige Auseinandersetzungen und Diskussionen aus.

Nachstehend sind die wesentlichen betreuungsrelevanten Aspekte dieses Fallbeispiels herausgearbeitet und entsprechenden Kompetenzbereichen zugeordnet:

Praxistipp

Diagnostische Kompetenz

Diagnostische Kompetenz

- Beobachten, ob es dem Patienten wirklich gut geht
- Problembewusstsein dafür entwickeln, warum der Patient ablehnend bis aggressiv reagiert, obwohl ihm geholfen werden soll
- Fehlverhalten im Umgang mit Nahrung (Essen und Trinken) erkennen und verändern
- Die ambivalente Bedeutung der Maschine und der Punktion im Erleben des Patienten verstehen
- Bedeutung des Alters des Patienten vergegenwärtigen
- Problembewusstsein dafür entwickeln, wie sich der Verlust von Berufstätigkeit auswirkt
- Hintergründe für abweichendes Verhalten des Patienten kennen
- Die Bedeutung individueller Lebensentwürfe verstehen und akzeptieren
- Über Grundlagen der Psychonephrologie verfügen

Praxistipp

Beratungskompetenz

Beratungskompetenz

- Gründe für die Ablehnung der Informationen durch den Patienten verstehen
- Patienten in den Dialyseablauf einweisen
- Ernährungsberatung durchführen und entsprechende Informationen aufbereiten und vermitteln
- Neue Patienten beraten
- Gespräche mit Angehörigen führen
- Strategien im Umgang mit schwierigen Patienten kennen und anwenden
- Teilnahme von Mitarbeitern an entsprechenden Fortbildungsveranstaltungen
- Verschiedene Formen der Gesprächsführung kennen und anwenden können

Berufliche Selbstreflexivität

Praxistipp

Berufliche Selbstreflexivität
- Mit Kränkungen und Ablehnungen durch den Patienten umgehen können
- Die Auswirkungen der institutionellen Bedingungen auf die Pflege und die Arbeit im Team kennen
- Sensibilisiert sein für Übertragungsprozesse
- Ausgewogenes Verhältnis zwischen Empathie und Abgrenzung realisieren
- Unterschiedliche Entwürfe von „Lebensqualität" der Patienten tolerieren

Teamfähigkeit

Praxistipp

Teamfähigkeit
- Absprachen und Regeln einhalten
- Mit Konflikten konstruktiv umgehen
- Kooperationsbereitschaft
- Ausreichendes Maß an Ambiguitätstoleranz besitzen, d. h. mit widersprüchlichen Erwartungen umgehen können
- Delegationsmöglichkeiten schaffen und externe Ressourcen nutzen

Deutlich wird, dass Fachpflegekräfte eine Vielzahl anspruchsvoller Aufgaben in psychosozialen Bereichen zu erfüllen haben, auf die sie im Regelfall nicht explizit vorbereitet wurden. Die pflegerische Ausbildung ist vorrangig auf den akut erkrankten Patienten ausgerichtet. Die dort erworbenen Kenntnisse und Fähigkeiten werden häufig auf die Arbeit mit chronisch kranken Patienten übertragen. Dies führt nicht selten zu Missverständnissen und unangemessenen Interventionen. Die Realität in den Dialysezentren zeigt, dass aus verschiedenen Gründen die Gefahr besteht, dass beide, der Patient und das Fachpersonal, sich im Verhaltenschema akuter Krankheit einrichten. Für den Kranken bietet dieses Missverständnis den Vorteil der Entlastung von Verantwortung: „Die Pflegenden und die Ärzte werden es schon machen …". Das Fachpersonal kann scheinbar auf „sichere" Behandlungsformen aus der Akutbehandlung zurückgreifen und sich der aufwendigeren und weniger vertrauten Beziehungsarbeit entziehen.

In der Abbildung (■ Abb. 6.1) sollen die Unterschiede in den Interaktionsweisen zwischen Patient und Fachpersonal bei Akuterkrankungen bzw. chronischen Erkrankungen aufgezeigt werden.

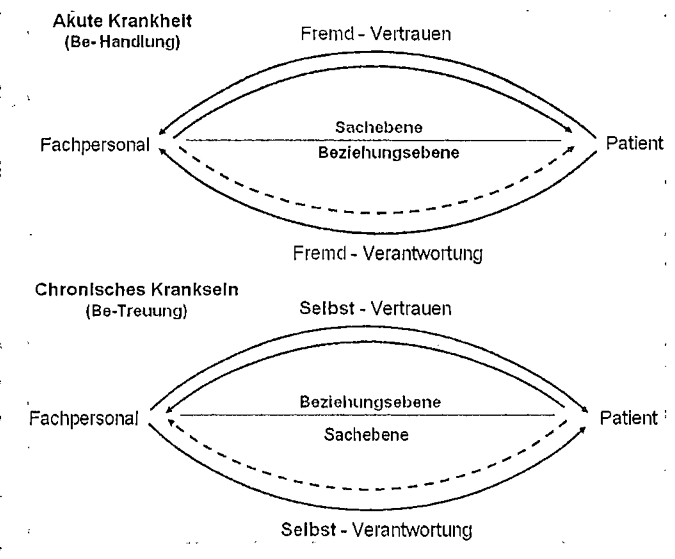

◘ Abb. 6.1   Unterscheidung von „akut krank" und „chronisch krank"

Diese Gegenüberstellung ist mehr als ein kontrastierender Vergleich; sie repräsentiert den Paradigmenwechsel in der Pflege von chronisch Kranken zu akut erkrankten Patienten.

Für das Dialysefachpersonal bedeuten die aufgezeigten Unterschiede, eine Prozesskompetenz zu entwickeln, die dem Patienten hilft, im Krankheitsverlauf aus der erlernten Rolle des akut Erkrankten in die Rolle des chronisch Kranken zu wechseln. Dies zu realisieren, setzt die Verbindung von Fachkompetenz, Empathie und Selbstreflexivität in der Begegnung mit dem Patienten voraus.

6.1   Gelungene Beziehungsarbeit: Was ist das?

Die medizinisch-technische Versorgung der Dialysepatienten macht den wesentlichen Teil der täglichen Arbeit des Pflegepersonals aus. Die korrekte Bedienung der Dialysemaschine, die Überwachung medizinischer Parameter und das schnelle Reagieren auf Störungen im medizinisch-technischen Bereich stellen unentbehrliche Voraussetzungen einer professionellen Pflege dar. Doch damit ist nur ein Teilbereich des Tätigkeitsfeldes erfasst.

6

Pflege ist immer auch Pflege von Beziehung

Die Pflege chronischer Patienten ist notwendigerweise immer auch Pflege von Beziehungen. Die verlässliche und vertrauensfördernde Begegnungsgestaltung durch die Pflegenden gibt den Patienten die Möglichkeit, sich während ihres Aufenthaltes in der Dialyse als Menschen mit einer unverwechselbaren Identität zu fühlen und nicht nur als „menschliches Anhängsel" an einer unpersönlichen Maschine.

Umfang von „Beziehungsarbeit" im Dialysealltag

Im beruflichen Alltag des Pflegepersonals nimmt die „Beziehungsarbeit" den größten Teil des Arbeitsvolumens ein. Scheinen zu Beginn der Tätigkeit auf der Dialysestation die technischen Probleme (Bedienung der Maschine) im Vordergrund zu stehen, so nehmen die Bemühungen um eine konfliktfreie und vertrauensfördernde Beziehung zum einzelnen Patienten immer mehr Raum ein. Es scheint geradezu einen Zusammenhang zwischen der Reduzierung medizinisch-technischer Probleme und einer Zunahme der Aufmerksamkeit für Beziehungsprobleme zu geben. In dem Maße, wie die Probleme im medizinisch-technischen Bereich schwinden, wächst die Sensibilität für die Herausforderungen auf menschlicher Ebene.

So berichten Pflegende und leitende Kräfte in Fortbildungsseminaren übereinstimmend, dass die Bedienung der Maschinen und sämtliche damit zusammenhängende Tätigkeiten zu Routinen werden und immer mehr in den Hintergrund treten. Als fortwährender Anspruch bleibt dagegen die Gestaltung der Beziehungen zu den Patienten, die nicht selten über Jahre dauern. In diesem Bereich entsteht beim Pflegepersonal der größte Beratungsbedarf.

Worauf ist das zurückzuführen? Zum einen stellen chronische Patienten aufgrund ihrer Erkrankung besondere Ansprüche an ihr Gegenüber. Zum anderen ist das Pflegepersonal im Allgemeinen nur unzureichend auf diese Aufgabe vorbereitet. Die nachstehende Grafik veranschaulicht den Zusammenhang zwischen Ausbildungserfahrungen und Kompetenzansprüchen in der Dialyse (◘ Abb. 6.2).

In der Ausbildung der Pflegekräfte nimmt der Erwerb technischer Bedienungskompetenzen großen Raum ein, Beziehungskompetenzen spielen dagegen eine eher untergeordnete Rolle. Im späteren Berufsalltag kehren sich die Verhältnisse dann um: Jetzt wird ein Großteil des Arbeitstages von der Bewältigung von Beziehungsaufgaben in Anspruch genommen. Die Bedeutung der kommunikativen Kompetenzen ist in den letzten Jahren gestiegen und findet in entsprechenden Weiterbildungen Berücksichtigung. Bis dahin waren die Pflegekräfte im Wesentlichen auf den Erfahrungsaustausch mit berufserfahreneren Kollegen und auf eigene autodidaktische Fähigkeiten angewiesen und nicht zuletzt auf die Teilnahme an entsprechenden Fortbildungsveranstaltungen.

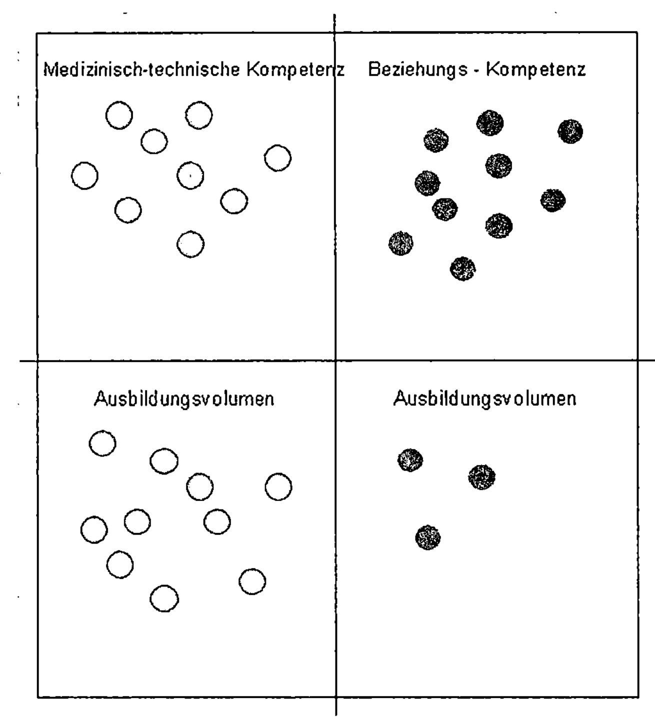

Abb. 6.2 Gegenüberstellung: Ausbildungsinhalte und Praxisansprüche

Im Folgenden sollen die Voraussetzungen einer gelungenen Beziehungsarbeit mit chronisch Kranken aufgezeigt und Möglichkeiten ihrer Anwendung erörtert werden. Dabei ist zu bedenken, dass es im Umgang mit anderen Menschen, insbesondere mit chronisch Kranken, keine „Rezepte" gibt. Jede Begegnung fordert die Beteiligten neu und stellt situationsspezifische Ansprüche. Diese Situationsspezifik verbietet jede Verallgemeinerung, wichtigstes „Instrument" in der Begegnung mit dem Patienten bleibt stets die eigene Person. Trotzdem gibt es eine Reihe generalisierungsfähiger Eigenschaften, die für die Gestaltung förderlicher Patientenbeziehungen wichtig sind, dazu folgendes Fallbeispiel.

Voraussetzungen von gelungener Beziehungsarbeit

Fallbeispiel

Schwester A. berichtet: Herr O. ist 39 Jahre alt und seit 3 Jahren an der Dialyse. Er ist zusätzlich seit seinem 12. Lebensjahr an Diabetes erkrankt. Er kommt an die Dialyse und bringt immer bis zu 6 kg an Gewicht mit. Er arbeitet vollzeitig als Polizist, ist verheiratet und Vater eines 6-jährigen Sohnes. Er ist ein netter Patient, der anderen Personen mit viel Wertschätzung begegnet und immer hilfsbereit ist. Im privaten Leben ist er sehr diszipliniert und kriegt alles auf die Reihe.

Aber wenn wir auf sein Gewichtsthema kommen, macht er zu, ist er nicht mehr zugänglich. Wenn ich ihn frage, warum und woran es liegt, sagt er, dass er trinkt, weil er Durst hat. Ich habe den Eindruck, er reagiert wie ein trotziges Kind, das genau weiß, dass es etwas falsch macht, aber nicht zugeben mag, den eigenen Wünschen gegenüber immer wieder „schwach" zu werden. Am Montag war ich dann mit meiner Geduld am Ende. Ich habe ihm deutlich zu verstehen gegeben, wie unvernünftig ich sein Verhalten finde: „Herr O., ich weiß, dass ich bestimmt manchmal ungeduldig wirke, wenn ich Ihr Gewicht sehe. Ich kann nur nicht damit umgehen, zusehen zu müssen, was Sie sich antun. Ich habe einfach die medizinische Erfahrung und weiß, was auf Dauer diese Gewichtszunahmen für Sie bedeutet. Und außerdem sehe ich, was Sie in Ihrem Leben alles auf die Reihe kriegen und kann gar nicht verstehen, warum Sie mit diesem Thema so verantwortungslos umgehen. Wenn ich Ihnen nicht helfen darf, das zu verändern, dann muss ich es eben lernen auszuhalten."

Ich glaube, er hat auch meinen Ärger gespürt. Er schaute mich erstaunt an und schien überrascht, dass ich so energisch mit ihm verfuhr. Wir sprachen dann noch eine Weile miteinander, ich erfuhr dabei auch, wie wichtig ihm die Kontakte zu seinen Sportfreunden sind (und bei den Treffen mit ihnen würde immer auch reichlich zugeprostet), und wie schwer es für ihn sei, dort „dabei zu bleiben" und nicht als Kranker ausgegrenzt zu werden.

6.2 Authentizität, Empathie und Wertschätzung

6.2.1 Authentizität

Authentizität

Schwester A. bringt im oben genannten Beispiel ihre Gefühle, Auffassungen und Absichten deutlich zum Ausdruck. Sie teilt dem Patienten ihre Erfahrungen im Hinblick auf die Folgen einer Gewichtszunahme für die Dialyse mit und zeigt ihm darüber hinaus ihre Hilflosigkeit, die sie angesichts seines Verhaltens empfindet. Sie öffnet sich dem Patienten gegenüber, dieser erkennt die Folgen seines Verhaltens auch im zwischenmenschlichen Bereich und wagt jetzt auch die möglicherweise für ihn peinlichen Hintergründe seines Problems zu benennen.

Schulz von Thun (1989) untersucht solche authentischen Kommunikationsweisen unter dem Aspekt des „Wirkungsbewusstseins". Ohne dieses „Wirkungsbewusstseins" bestünde die Gefahr, dass solche Prinzipien übertrieben würden und sich ins Gegenteil verkehrten. Zwanghafte Authentizität wird dann zur „naiven Selbstdarstellung". Der Berater (die Pflegekraft) stellt sich und seine Bedürfnisse in den Mittelpunkt, der Patient gerät dabei aus dem Blick oder wird unfreiwillig mit persönlichen Details des Beraters konfrontiert. Die Selbstoffenbarung des Pflegenden bestimmt die Beratungssituation und der hilfesuchende Patient wird zum unfreiwilligen Helfer.

Authentizität und Wirkungsbewusstsein sind positive Gegenpole, die ausbalanciert werden müssen, d. h., Authentizität sollte immer mit Wirkungsbewusstsein einhergehen. Fehlt letzteres, gleitet Authentizität in naive Selbstdarstellung ab. Authentizität verlangt bei aller Offenheit immer auch Rücksichtnahme auf die Belastbarkeit des Gesprächspartners. Andererseits soll das Wirkungsbewusstsein aber nicht so dominant sein, dass von Authentizität nichts mehr zu spüren ist und die unpersönliche Sachinformation dominiert.

Der Wechsel von einer negativen Übertreibung zum positiven Gegenpol zeigt eine mögliche Trainingsrichtung an. Jemand, der zu unverblümter Selbstdarstellung neigt, sollte sein Wirkungsbewusstsein schärfen, indem er z. B. Möglichkeiten eines professionellen Feedbacks wahrnimmt. Im Rahmen von Patientengesprächen bedeutet Authentizität, dass eine Pflegekraft ihre persönlichen Gedanken und Empfindungen zum Verhalten des Patienten deutlich äußert und dabei auch konstruktiver Kritik nicht auslässt.

Grenzbereiche von Authentizität

Beispiele für Aussagen von Pflegenden, die eine authentische Haltung zum Ausdruck bringen:

Fallbeispiel
- „Sie irritieren mich, wenn Sie gar nichts sagen. Ich frage mich, ob ich etwas gesagt habe, was Sie nicht richtig finden."
- „Etwas, was mir wichtig ist, haben wir noch nicht angesprochen. Ich möchte das jetzt loswerden, sonst reicht uns die Zeit dafür nicht mehr."
- „Ich muss Ihre Entscheidung akzeptieren, obwohl ich aus meiner beruflichen Erfahrung heraus die daraus resultieren Konsequenzen sehen kann. Aber Sie sind ja ein erwachsener Mann. Nur manchmal kann ich das schlecht aushalten, dann kann es passieren, dass ich etwas unwirsch reagiere."

Welche Irritationen auch immer auftreten, die verantwortlichen Pflegenden sollten stets versuchen, richtig einzuschätzen, wie viel und welche Kritik jemand aufnehmen und verarbeiten kann. Authentizität erlaubt durchaus den Ausdruck negativer Gefühle und Konfrontationen, sofern damit keine Abwertung des Gegenübers ausgedrückt wird.

Wenn z. B. ein Patient es ablehnt, von einer bestimmten Schwester punktiert zu werden, kann diese Zurückweisung durchaus als Kränkung erlebt werden. Reagiert diese dann

Voraussetzungen von Authentizität

entsprechend emotional, kann sie die Bedürfnisse des Patienten nicht mehr adäquat wahrnehmen. Eine sinnvolle Reaktion bestünde darin, die eigene Reaktionsweise zu reflektieren, über mögliche Verhaltensweisen nachzudenken oder mit Kollegen darüber zu sprechen.

6.2.2 Empathie

Empathie

Empathie ist der Versuch, sich in die Erfahrungs-, Gedanken- und Gefühlswelt des Kranken zu versetzen, die Dinge so zu sehen, wie er sie sieht. Für das Fachpersonal bedeutet das, die eigene Voreingenommenheit, Vorurteile und Sichtweisen zurücknehmen zu können, um „die Welt des Patienten betreten zu können". Pflegekräfte, die intensiv zuhören und ihrem Patienten nahe sind, können klarer erkennen, was die Patienten andeuten, aber noch nicht bewusst erfassen können.

Empathie erleichtert die Klärung der eigenen Auffassungen und Gefühle. Sie hilft, widersprüchliche Gefühle aufzuspüren und die eigene Lage besser zu durchschauen. Darüber hinaus macht sie Verteidigungs-, Abwehr- und Rechtfertigungsmanöver überflüssig, weil ja kein Angriff stattfindet, sondern Verständnis geäußert wird. Empathie unterstützt den Beratenden darin, für sich selbst Lösungen und Perspektiven zu entwickeln. Er kann da ansetzen, wo er mit seinen Erfahrungen, Gefühlen und Fragen steht.

Fallbeispiel

Empathie: in die Welt des Patienten gehen

Sie sagen jedes Mal, wenn wir darüber sprechen, dass Sie sehr oft Durst haben. Ich glaube auch, dass man Durst nur in gewissen Grenzen aushalten kann. Darum wäre es doch gut zu wissen, wo und zu welchen Zeiten bei Ihnen Durstgefühle auftreten, um andere Umgangsformen entwickeln zu können.

Wenn es gelingt, auf die Probleme des Patienten empathisch einzugehen, gelingt es auch eher, eigene handlungsleitende Erfahrungen samt den sie begleitenden Gefühlen und Motiven zu erschließen und offen über sie nachzudenken. Dadurch kann er dann auch selbstverantwortlich entscheiden und mit Unterstützung eines Pflegenden oder eines Ernährungsberaters Lösungen finden, die für seine Situation und Möglichkeiten passend sind. Solche selbstgewählten Lösungen sind erfahrungsgemäß verhaltenswirksamer als vorgeschriebene, weil sie der eigenen Initiative entstammen.

Wenn es Pflegenden gelingt, die Welt so sehen, wie der Patient sie sieht, werden scheinbar unsinnige Verhaltensweisen verständlich. Die Pflegekräfte lassen sich auf die Perspektive des

Patienten ein und nehmen auch die Gefühle wahr, die der Patient verbal oder nonverbal andeutet oder ausdrückt.

In der Patientenberatung erfordert Empathie auch das Eingehen auf die subjektiven Krankheitstheorien der Patienten. Beratungsgespräche übersteigen nicht selten den thematischen Rahmen einer „Krankheitsberatung" und werden zur Lebensberatung. Partnerprobleme, Verlust der sozialen Bezüge und berufliche Einschränkungen bestimmen die Lebenswelt der Patienten oft in dramatischer Weise.

Gleichwohl kann auf lenkende Ratschläge nicht ganz verzichtet werden. Die Aufgabe der Pflegenden besteht ja auch darin, den Patienten konkrete Hilfen anzubieten, wie Lebensqualität verbessert werden kann. Dabei sollten Patienten nicht mit Ratschlägen zugedeckt werden, für die diese keine Notwendigkeit sehen. Wenn der Patient beispielsweise mit „ja, so ist es" oder „genau" antwortet, scheint dies auf eine gelungene Verständigung hinzuweisen.

Beispiele für empathische Reaktionen von Pflegenden:

Fallbeispiel
Patient: „Heute klappte hier mit mir aber auch gar nichts!"
Schwester: „Sind Sie verärgert oder enttäuscht; es war heute für Sie anstrengender als sonst." „Sie sind nicht ganz zufrieden mit sich, so wie es heute gelaufen ist."

Patientenaussagen, welche die Wichtigkeit von Empathie unterstreichen:

Fallbeispiel
- „Angenehm und hilfreich waren die Besprechungen, bevor ich das erste Mal in den Stuhl musste."
- „Störend war die zu große Distanz bei einer Schwester. Ich hatte das Gefühl, meine Persönlichkeit spielt bei der ganzen Prozedur überhaupt keine Rolle."
- „Super war die besondere Berücksichtigung meiner persönlichen Situation bei der Planung der Dialysezeiten."

■■ Auswertung

Empathie beinhaltet nicht, dass alles toleriert wird, was der andere sagt oder tut. Aber sie fordert Respekt, Achtung und Verständnis trotz konträrer Auffassungen. Eine Diskrepanz in den Auffassungen darf durchaus deutlich gemacht werden: „Ich billige Deine Auffassung nicht, aber ich respektiere Dich und versuche, Dich zu verstehen." Es gibt allerdings Fälle, in denen man sich auch nach längerer Zusammenarbeit nicht in der Lage fühlt, Empathie aufzubringen. Dann hat das Prinzip der Echtheit Vorrang, und notfalls ist eine andere Beraterin zu suchen.

Empathie und Abgrenzung

6.2.3 Wertschätzung und Kongruenz

Wertschätzung

Wertschätzung erfordert den Verzicht auf Ironie, spitze Bemerkungen, Ermahnungen, Belehrungen, Herabsetzungen, selektives Loben als Gängelung und Bevormundung. Wertschätzung stabilisiert die Selbstachtung und das Selbstvertrauen der Patienten und reduziert mögliche Angstgefühle. Wenn die Beziehung Patient/Schwester dank der erfahrenen Wertschätzung reversibel ist, kann der Patient sich öffnen und den an ihn gestellten Ansprüchen eher nachkommen.

Patientenaussagen, welche die Wichtigkeit von Wertschätzung unterstreichen:

Fallbeispiel
- „Angenehm und hilfreich war das Gefühl, dass die Schwester mich grundsätzlich dabei unterstützt, wie ich mit meiner Krankheit umgehe, und sich für das interessiert, was ich tue."
- „Schwer zu sagen, wie ich das meine, aber es ist hilfreich bzw. angenehm für mich, wenn ich das Gefühl habe, es wird grundsätzlich akzeptiert, was ich tue oder um was ich mich zumindest bemüht habe, also wenn dieses Bemühen anerkannt wird."
- „Es war sehr schön, mal zu hören, dass man auch mal was richtig macht."

Wertschätzung konkret: Ermutigen, loben, unterstützen

Wertschätzung erfordert im Rahmen von Patientenberatung zum einen, dass die Pflegenden loben, ermutigen und unterstützen. Sie setzt aber zum anderen auch voraus, dass das Pflegepersonal sich um Verständnis und Einfühlung bemüht. Es muss auf die Themen/Bedürfnisse der Patienten eingehen, deren individuelle Art, mit ihrer schwierigen Lebenssituation umzugehen, berücksichtigen und zum Ausgangspunkt des weiteren Vorgehens nehmen. Dann fühlen Patienten sich akzeptiert. Umgekehrt empfinden sie es als störend, wenn auf ihre Überlegungen und ihre Situation nicht oder kaum eingegangen wird.

Beispiele für Aussagen von Pflegenden, die Wertschätzung ausdrücken:

Fallbeispiel
- „Die Belastungen sind momentan sehr groß für Sie. Das kann ich gut nachfühlen."
- „Ich glaube, an diesem Punkt sind wir einfach verschiedener Meinung. Das müssen wir so stehen lassen. Sehen Sie das auch so?"

- „Mich interessiert, wie Sie das machen."
- „Ich freue mich für Sie, dass Sie heute nicht so viel Gewicht mitgebracht haben."

Eine noch so wertschätzende Kommunikation verfehlt ihre Wirkung, wenn die „Signale" der Beteiligten nicht kongruent erscheinen. Von Kongruenz wird gesprochen, wenn zwischen dem, was eine Schwester sagt, und dem, was sie nonverbal ausdrückt, Übereinstimmung besteht. Am besten lässt sich das an Beispielen verdeutlichen, bei denen die Übereinstimmung fehlt:

Kongruenz

- „Ich bin äußerst zufrieden" mit mürrischer Miene gesagt.
- „Sie sehen heute gut aus", der Blick ist dabei auf etwas anderes gerichtet.
- „Schwester, ich höre, was Sie sagen", während er aufmerksam den Fernsehfilm beobachtet

Die Forderung nach kongruentem Verhalten ist deshalb erwähnenswert, weil man inkongruentes Verhalten bei sich selbst oft nicht bemerkt. Die Körpersprache (ihr Anteil in der Verständigung beträgt etwa 92 %) wird in der Regel intuitiv und unbewusst eingesetzt, sie verleiht dem Gesagten seine eigentliche Bedeutung. Wenn jemand das Lob ausspricht: „Ich bin äußerst zufrieden" und dabei zugleich feindselig blickt, entwertet dies den positiven Anteil der Mitteilung.

Für die Körpersprache gilt, sie
- ist angeboren, anerzogen und erlernt,
- zeigt die Gefühle ganz unmittelbar,
- vermittelt dreißigmal mehr Eindrücke über Botschaften als die gesprochenen Worte und
- unterstreicht die Wahrhaftigkeit des gesprochenen Wortes.

Anteil von Körpersprache

Bei inkongruentem Verhalten stimmen die Worte nicht mit der ausgedrückten Gestik, Mimik oder Körperhaltung überein. Der Gesprächspartner bemerkt dies und gerät in Verwirrung: Soll er dem glauben, was verbal gesagt wird, oder dem, was mimisch ausgedrückt wird? Authentizität und Kongruenz sind wichtig, weil sie Klarheit und Orientierung ermöglichen; der Patient kann sich auf seine Wahrnehmungen verlassen und weiß, woran er ist. Zugleich wird er durch das authentische Verhalten des Dialysefachpersonals ermutigt, ebenfalls offen zu sein.

6.3 Selbstvertrauen und Selbstverantwortung von Dialysepatienten

Balance: chronisch krank – bedingt gesund

Ein Leben mit der Dialyse ist vor allem eine Leistung des Kranken. Diese Leistung geschieht vor dem Hintergrund einer besonderen Lebensgeschichte – im Zusammenhang mit Bedingungen der Gegenwart. Das Spektrum der möglichen Umgangsformen reicht vom Sich-Einrichten in der Krankheit bis zum gelingenden Leben mit der Krankheit. „Gelingend" verweist auf den Prozesscharakter und die stetige Anstrengung, in dem Spannungsfeld „chronisch krank – bedingt gesund" differenziert zu handeln. Die jeweiligen Bewältigungsformen sind davon abhängig, wie der Patient seine Krankheit erlebt und wahrnimmt.

Selbstmotivation, Leidensfähigkeit und Frustrationstoleranz werden von Persönlichkeitsanlagen und verinnerlichten Erziehungsnormen beeinflusst. Einbußen an Lebensqualität, veränderte Rollenansprüche und eine dramatisch veränderte Zeiteinteilung werden von chronisch oder akut Kranken ganz unterschiedlich bewertet. Hier sind dem Dialysefachpersonal in der Arbeit mit Patienten Grenzen gesetzt, nicht jeder Patient entwickelt sich zu einem „Wunschpatienten". Sichtbar wird eine „gelungen Balance" in dem Spannungsfeld des Patienten zwischen Anspruch und Möglichkeit durch ein angemessenes Verhalten im Dialysezentrum, an entsprechenden Untersuchungsergebnissen, im Kommunikationsverhalten gegenüber den Teammitgliedern und in der Inanspruchnahme der angebotenen Hilfeleistungen.

„Gelungene Balance" bedeutet darüber hinaus auch eine Neuorientierung in einem gesellschaftlichen bzw. persönlichen Wertgefüge. Leistungsfähigkeit, Gesundheit, Unabhängigkeit erhalten einen neuen Stellenwert. Die Neubewertung der Rangfolge bisheriger Lebenswerte gehört zum Prozess der Krisenverarbeitung und setzt einen selbstverantwortlichen Umgang damit voraus. Das nachfolgende Fallbeispiel veranschaulicht die schwierige Situation eines Patienten, eine ausgewogene Balance zu finden:

Fallbeispiel

Schwester E. berichtet: Ich kenne Herrn M. jetzt schon 2 Jahre. Solange ist er Patient in unserer Dialyse. Er leidet psychisch sehr unter der Notwendigkeit der Dialysebehandlung. Manchmal ruft er schon eine halbe Stunde vorher in der Dialyse an und kündigt sich an. Läuft etwas nicht nach seinem Wunsch, reagiert er verbal aggressiv, was meistens damit endet, dass er zum Ende der Dialyse einen massiven Blutdruckabfall erlebt. Und dann gibt es Tage, da ist er wie verwandelt. Das sieht man schon daran, wie er in Dialyse kommt, er wirkt dann fast apathisch, reagiert nicht, wenn wir ihn ansprechen, isst nichts und überhaupt scheint ihm alles ganz egal zu sein. Und selbst wenn Schwester S. versucht, Kontakt mit ihm aufzunehmen, kommt nur eine einsilbige Antwort oder ein Schulterzucken, und dabei ist das seine Lieblingsschwester. Ich kann mir das gar nicht erklären. Ich weiß wirklich nicht mehr, wie ich ihm helfen könnte!

▪▪ Auswertung

Das vorliegende Beispiel zeigt typische Schwierigkeiten eines Patienten, einen selbstverantwortlichen Umgang mit der Krankheit zu finden. Entweder versucht er, die gesamte Verantwortung für die Behandlung zu übernehmen, indem er versucht, dem Pflegepersonal Regieanweisungen zu geben, um so das unbekannte Terrain nach seinen Vorstellungen zu sichern. Dieses verständliche Bedürfnis nach Sicherheit lässt allerdings keinen Raum für die notwendige medizinisch-pflegerische Unterstützung des Fachpersonals – mit entsprechenden Reaktionen von dieser Seite.

Patienten können jedoch auch in depressiver Resignation versinken und alle Verantwortung den anderen überlassen. Ein solcher Fall setzt zunächst einmal Verständnis für die krisenhafte Verfassung des Patienten voraus (► Kap. 4), um vor diesem Hintergrund ein angemessenes Gespräch mit ihm zu führen. Eine sinnvolle Intervention in solchen Fällen ergibt sich, wenn eine sogenannte „dritte Position" eröffnet wird. Patient und Pflegekraft entgehen auf diesem Wege der dyadischen Bindung. Der Blick auf die gemeinsame Verantwortung macht das Zeigen auf Barrieren und förderliche Momenten in der Krankheitsbewältigung möglich. Die Funktion der dritten Position wird unter dem Namen „Triadisches Modell" vorgestellt (▢ Abb. 6.3).

Das Triadische Modell veranschaulicht die Position des Patienten und die der Pflegekraft, die beide in einer Beziehung zueinander stehen und gemeinsam am Wohl des Patienten als „gemeinsames Projekt" arbeiten. Der Patient benennt seine Probleme und die damit verbundenen Gefühle. Wünsche, Möglichkeiten, Ziele und Barrieren erhalten in der Topographie des Modells ihren erkennbaren Stellenwert. Die Pflegende kann Unterstützungsmöglichkeiten aufzeigen und sie dem Patienten anbieten. Der Patient erkennt, dass ihm das Fachpersonal die Verantwortung für das gemeinsame Projekt nur bedingt abnehmen kann. Das Triadische Modell ist eine Möglichkeit, das Gespräch übersichtlich zu strukturieren. Es ermöglicht die Kommunikation auf der Sach- und Beziehungsebene. Dem Patienten wird das Gefühl von Akzeptanz und Wertschätzung vermittelt. Aktivität, Motivation und die „innere Balance" des Patienten werden gefördert.

Eine gute Gelegenheit für ein entsprechendes Beratungsgespräch bietet sich, wenn der Patient nicht an der Dialyse liegt. Er fühlt sich gleichberechtigter und unabhängiger, manchmal

Die „dritte Position"

Das Triadische Modell

6

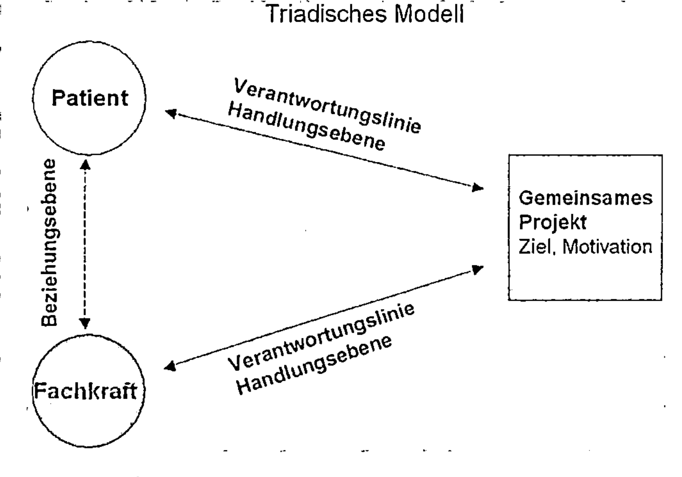

◻ **Abb. 6.3**   Veranschaulichung von Verantwortlichkeiten

reichen dafür schon zehn Minuten. **Wichtig** ist, dass der Patient versteht, welche Bedeutung das Gespräch hat.

Aktiver Umgang mit der Erkrankung

Die Modellvorstellungen der Krankheitsbewältigung, wie sie aus der Sicht der **Coping-Konzepte** (Coping: Bewältigung) entwickelt wurden, trugen entscheidend mit dazu bei, die Sichtweise des Umgangs mit chronischer Krankheit zu verändern. Der Akzent in der Betreuung chronisch Kranker wird nicht mehr so stark auf die Intensität oder Häufigkeit von Belastungen gelegt, sondern mehr auf den Prozess der Verarbeitung oder der Auseinandersetzung mit diesen. Chronisch Kranke werden nicht mehr vorwiegend als passive Opfer eines überwältigenden, „bösartigen" Krankheitsgeschehens angesehen. Vielmehr werden sie als aktive Gestalter einer eigenen, erträglichen Sichtweise und Neuanpassung an die Krankheit betrachtet. Wie die Auseinandersetzung mit den beschriebenen, teils eher krankheitsspezifischen, teils krankheitsübergreifenden Belastungen vonstattengeht, hängt von vielfältigen Einflussgrößen ab, von denen einige im folgenden Abschnitt dargestellt werden.

6.4 Chronisch krank oder bedingt gesund?

Patienten leben in verschiedenen Rollen

Nicht selten nehmen die Verantwortlichen den Patienten ausschließlich als schwer erkrankten Menschen wahr, ohne dass dabei zur Kenntnis genommen wird, dass er eine Vielzahl weiterer Rollen ausfüllt, die durchaus vitale Anteile besitzen. Im nachfolgenden Beispiel wird gezeigt, wie eine scheinbar beratungsresistente Patientin durch Ansprache eines inneren vitalen

Anteils zur aktiven Teilnehmerin an der Lösung ihres Ernährungsproblems (Kalium) angeregt wird.

Fallbeispiel

Schwester R. berichtet: Frau B. ist 58 Jahre alt, Rentnerin und seit 5 Jahren bei uns an der Dialyse. Die frühere Bäckermeisterin hat immer Probleme mit zu hohem Kalium. Immer wenn meine Kollegin Schwester C. sie auf das Kaliumproblem anspricht, reagiert sie abweisend, beschimpft C., sie solle verschwinden und sich um die wichtigen Probleme der Patienten kümmern. Es wäre ja immer nur Schikane, ihr sowas zu sagen. Anschließend wendet sie sich dem Fernseher zu und beachtet C. gar nicht mehr. Meistens provoziert sie noch zusätzlich mit spitzen Bemerkungen: „Immer wenn Sie mich anlegen, habe ich Schmerzen im Shuntbereich, oder die Maschine gibt Alarm. Wenn alle so arbeiten würden wie Sie ... Ihre Kollegin macht das entschieden besser." Eigentlich ist sie ganz nett, aber wenn das Thema Kalium benannt wird, reagiert sie abweisend und aggressiv.

Im weiteren Verlauf der Betreuung wurde versucht, die Patientin nicht mehr nur in der Patientenrolle anzusprechen, sondern sie als kompetente Bäckermeisterin zu motivieren, sich verantwortlich an der Gestaltung einer bevorstehenden Weihnachtsfeier zu beteiligen. Sie wurde gefragt, ob sie Lust hätte, einige Backrezepte zusammenzustellen oder Lieblingsrezepte von anderen Patienten dialysegerecht zu überarbeiten und evtl. Backutensilien auszutauschen. Die Patientin in ihrer Rolle als „Bäckerin" wahrgenommen war begeistert und stellte mit großem Engagement Rezepte zusammen, überarbeitete Patientenrezepte und führte anschließend mit den Pflegenden und einer Patientengruppe einen Backnachmittag durch.

Wahrnehmung der Rollenvielfalt als Beratungsansatz

6.5 Kommunikation – das Werkzeug der Beziehungsarbeit

Heilung durch nichts anderes als ein Gespräch ist eine uralte Methode: die sogenannte Trösterkunst, die bereits den alten Griechen bekannt war. Watzlawick nannte 1977 Antiphon von Athen (480–411 v. C.) den geistigen Urheber dessen, was wir heute therapeutische Kommunikation nennen. Auch die Kommunikation mit dem Dialysepatienten ist mehr als der Austausch von Sachthemen und Befindlichkeiten. Die Verständigung mit den Patienten lässt sich am ehesten mit dem Begriff der „**therapeutischen Kommunikation**" charakterisieren. Sie ist ein „zielgerichteter, fokussierter Dialog zwischen Pflegenden und Klienten, der speziell auf die Bedürfnisse der einzelnen Klienten

Therapeutische Kommunikation

zugeschnitten ist". Therapeutische Kommunikation umfasst auf der einen Seite alle Bedingungen und Voraussetzungen der allgemeinen menschlichen Kommunikation. Auf der anderen Seite erfordert sie die Bereitschaft des Pflegepersonals, die Verantwortung für die Gestaltung und Entwicklung der Verständigung zu übernehmen. Um diese Verantwortung tragen zu können, sind Kenntnisse kommunikationstheoretischer Ansätze nützlich.

6.5.1 Die Kunst der Gesprächsführung

Die Pflegekräfte stehen vor der Aufgabe, die Sprache ihrer Patienten im Kontext ihrer Befindlichkeit zu verstehen. Sprache wird nicht selten von einem Verhalten begleitet, das ein emphatisches Eingehen eher verhindert, weil die nonverbalen Signale offensichtlich nicht mit dem Gesagten übereinstimmen.

Fallbeispiel
Schwester B. berichtet: Sie sieht, dass Patient A. unbequem in seinem Bett liegt. Um seine Lage zu verbessern, geht sie mit einer Kissenrolle zu ihm. Herr A. starrt weiterhin unverwandt zum Fernseher und als die Schwester versucht, das Kissen unter seine Beine zu schieben, stößt er sie unwirsch zurück: „Lassen Sie mich in Ruhe. Das hilft mir jetzt auch nicht!" Die Schwester geht verärgert weg und denkt: „Ich hab's doch nur gut gemeint. Ihm kann man nichts recht machen!"

■■ Auswertung

Der Patient, der die gutgemeinte Zuwendung der Pflegenden aggressiv ablehnt, empfindet ihre als Unterstützung gemeinte Intervention möglicherweise als Bagatellisierung seiner insgesamt schwierigen Situation. Wenn der Patient seine Lebenssituation als aussichtslos empfindet, ist die unbequeme Lage möglicherweise noch die geringste Widrigkeit. Die Geste der Pflegekraft erscheint ihm dann geradezu als Bestätigung, dass seine hoffnungslose Situation vom Pflegepersonal nicht hinreichend erkannt wird.

In dieser Situation wird deutlich, dass die Kommunikation mit den Patienten immer vom Ausmaß der Erkrankung und ihrer Bewältigung bestimmt wird. Ein empathisches Eingehen auf den Patienten Herrn A. wurde im obigen Beispiel verhindert, weil die Pflegende seine Reaktion als persönliche Zurückweisung erlebte. Jetzt geht es für sie nicht mehr um den Patienten in seiner Bedürftigkeit, sondern um die erfahrene Ablehnung. Schließlich bleiben beide mit gegenseitiger Schuldzuweisung gekränkt zurück.

Kommunikation und Lebenssituation

- **Möglichkeiten eines professionelleren Umgangs mit dieser Situation**

  Hilfe zum Umgang mit schwierigen Gesprächen

- Ich mache mir bewusst, was das Verhalten des Patienten in mir auslöst (z. B. Ärger, Kränkung).
- Ich erkenne, dass der Patient nicht mich persönlich meint, sondern seine Befindlichkeit auf mich, in meiner Rolle als Pflegekraft projiziert.
- Ich versuche, nicht auf das, was wortwörtlich gesagt wird, zu reagieren, sondern darauf, was der Patient emotional kommuniziert (z. B. Resignation, Hoffnungslosigkeit, Wut).
- Ich gehe in Kontakt mit der Befindlichkeit des Patienten, indem ich etwa antworte: „Sie glauben, dass Ihnen nichts und niemand mehr helfen kann? Es ist alles sinnlos."

Eine empathische Begegnung zwischen dem Dialysefachpersonal und den Patienten gelingt eher, wenn „Mut zum eigenen Gefühl" entwickelt wird und die eigenen Empfindungen als Resonanz auf die Mitteilungen und Reaktionen des Patienten bewusst wahrgenommen werden. Erst dadurch kann das „Eigene vom Fremden" unterschieden werden und eine professionelle Abgrenzung erreicht werden.

Eine mögliche Hilfe zum Verständnis schwieriger Gesprächssituationen bietet das „Vier-Ohren-Modell", wie es von Schulz von Thun (1989) konzipiert wurde und nachfolgend an zwei Beispielen dargestellt wird. Der Vorgang der Übermittlung einer Nachricht durch Sprechen enthält in der Regel nicht nur *eine* „Botschaft", nämlich die Mitteilung einer Information, sondern gleichzeitig *vier* Botschaften. Sie lauten:

Das »Vier-Ohren-Modell«

1. Sachinhalt
2. Selbstoffenbarung
3. Beziehung
4. Appell

An einem Gesprächsausschnitt werden diese vier Seiten aus der **Perspektive der Pflegekraft** veranschaulicht.

Fallbeispiel

Die Schwester kommentiert nach dem Wiegen das erreichte Sollgewicht des Patienten mit den Worten: „Prima, jetzt haben Sie ja endlich Ihr Sollgewicht gehalten!" Der Patient schaut sie kurz an, dreht sich um und geht zu seinem Stuhl.

Die genauere Betrachtung dieser Aussage lässt erkennen, dass in diesem Satz tatsächlich mehr als nur eine Botschaft steckt (◻ Abb. 6.4):

Die vier Botschaften einer Nachricht

1. Botschaft: Mitteilung eines **Sachinhaltes,** also der Tatsache, dass das Wunschgewicht erreicht wurde.

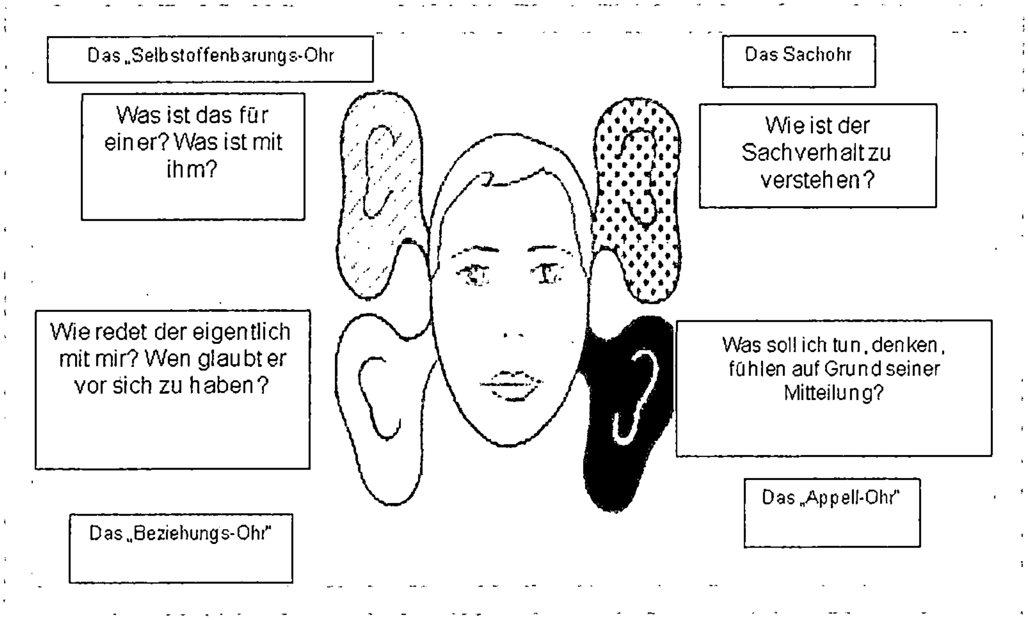

◘ **Abb. 6.4**   Die vier Seiten einer Nachricht

2. Botschaft: **Selbstoffenbarung;** dieser Satz sagt etwas über die Gefühle der Pflegekraft aus. Sie lässt erkennen, dass sie sich freut, aber auch, dass sie erleichtert ist, dass es diesmal geklappt hat.
3. Botschaft: Aussage über die **Beziehung** zum Patienten ist. Die Pflegekraft erlebt den Patienten als mitverantwortlich.
4. Botschaft: **Appell,** die Pflegekraft kann mit dem Satz auch zum Ausdruck bringen: „Bitte behalten Sie Ihr Gewicht jetzt auf diesem Stand!"

In jedem Gespräch sind diese vier Anteile präsent. Die jeweils im Vordergrund stehende Botschaft wird von den non-verbalen Anteilen der Verständigung bestimmt. Stimmführung, Mimik und Gestik geben der Nachricht ihre besondere Bedeutung. So kann der Satz: „Prima, jetzt haben Sie ja endlich Ihr Wunschgewicht gehalten!" mit einem unüberhörbaren kritischen Unterton intoniert vom Patienten durchaus auch so verstanden werden: „Endlich, ich hatte schon Angst, das schaffen Sie nie!", oder: „Dass Sie das mal schaffen, hätte ich Ihnen gar nicht zugetraut."

In diesem Fall hört der Patient dann nicht, dass sich die Pflegende über das erreichte Wunschgewicht freut und wird sich aus Trotz in seinem Ernährungsverhalten künftig wieder weniger diszipliniert verhalten. Für die Pflegekraft wird diese Begegnung unbefriedigend sein, weil ihr Patient offenbar die für sie entscheidenden anderen Botschaften, nämlich ihre Freude an seinem Verhalten und ihren Appell, zukünftig die Essgewohnheiten nun besser an die Bedingungen der Erkrankung anzupassen, nicht verstanden hat.

An einem typischen Beispiel aus dem Dialysealltag sollen die Effekte der vier Botschaften aus der **Perspektive des Patienten** dargestellt werden.

Fallbeispiel

Vor dem Punktieren sagt Herr M. zu Schwester V: „Ich möchte von Schwester B. punktiert werden."

■■ **Auswertung**

Es ist unverkennbar, dass auch diese scheinbar einfache Information mehrere Botschaften enthält: Die Botschaft: „Ich möchte von Schwester B. punktiert werden" (Sachinhalt oder Information) ist für jeden unmissverständlich. Die zweite Aussage zeigt etwas über den Sprecher selbst (Selbstoffenbarung). Wir können annehmen, dass der Patient Angst hat, sich aber sicherer fühlt und Vertrauen hat, wenn Schwester B. ihn punktiert. „Ich weiß am besten, wer mir gut tut."

Die Tatsache, dass er sich mit diesem Satz an Schwester V. wendet, sagt auch etwas über seine Beziehung zu ihr aus. Etwa in dem Sinn: „So viel Vertrauen habe ich zu Dir nicht. Ich sage Dir, dass ich von Schwester B. punktiert werden möchte, weil Du mich nicht punktieren sollst. Zu Dir habe ich noch kein Vertrauen, weil ich Dich noch nicht solange kenne, ich weiß nicht wie Du punktierst." Die Beziehungsbotschaft enthält demnach sowohl eine Aussage darüber, was der Patienten von Schwester V. hält, als auch darüber, wie er zu ihr steht.

Die vierte Botschaft schließlich, der Appell, ist unüberhörbar: „Du sollst mir helfen! Akzeptiere, dass ich das so möchte." Problematisch wird es dann, wenn Schwester V. auf dem Beziehungsohr hört: „Ich sage Dir, dass ich von Schwester B. punktiert werden möchte, weil ich Dich für inkompetent halte." Die Pflegekraft kann sich verletzt und professionell abgewertet fühlen und zum Patienten auf Distanz gehen. Hört Sie aber: „Zu Dir habe ich noch kein Vertrauen, weil ich Dich noch nicht solange kenne, ich weiß nicht wie Du punktierst", ermöglicht ihr dies eine intensivere Kontaktaufnahme zum Patienten.

Im Dialysealltag wird es nicht selten passieren, dass in Gesprächen mit Patienten (und Kollegen!) der Sachinhalt für die entscheidende Botschaft gehalten wird, während es vielmehr um die Beziehungsseite oder den Appell geht. Es liegt auf der Hand,

Zusammenhänge zwischen „Sach- und Beziehungsebene"

dass sich daraus entscheidende Missverständnisse entwickeln können, obwohl die gesendete Nachricht scheinbar völlig klar und unmissverständlich ist.

Für das Pflegepersonal ist ein gut geschultes Selbstoffenbarungsohr besonders wichtig. Es ist gewissermaßen sein diagnostisches Ohr, weil es aus der ankommenden Nachricht jene Anteile herausfiltert, die zu einem besseren Verständnis des Patienten beitragen können. Auch werden beispielsweise emotionale Ausbrüche des Patienten, wenn sie statt mit dem Beziehungsohr mit dem Selbstoffenbarungsohr gehört werden, der Pflegekraft einen besseren Zugang zum Patienten ermöglichen.

Natürlich bedeutet dies nicht, dass die Pflegenden das Beziehungsohr grundsätzlich „abschalten" und nur noch mit dem Sach- und dem Selbstoffenbarungsohr hören, denn dies würde bedeuten, dass sie den Patienten nur noch als diagnostisches Objekt betrachten und sich selbst der Fähigkeit, betroffen zu sein, berauben.

Bei der Analyse misslungener Gesprächssituationen können die folgenden fünf Fragen helfen:
- Wie lautet der Sachinhalt der Nachricht?
- Was sagt die Nachricht über meinen Gesprächspartner aus?
- Was will mein Gesprächspartner mit dieser Nachricht über mich und unsere Beziehung zueinander aussagen?
- Was möchte er erreichen?
- Welches meiner „vier Ohren" war am stärksten beteiligt?

Um das innere „Ohr" zu überprüfen, ist es wichtig, sich über ein Feedback oder Nachfragen Gewissheit zu verschaffen, ob der Patient (Kollege) wirklich das ausdrücken wollte, was vermeintlich verstanden wurde. Missverständnisse in der Verständigung zwischen Fachpersonal und Patienten können weiterhin dadurch entstehen, wenn ein und dieselbe Situation unterschiedlich erlebt und interpretiert wird. Das Verhalten des Gesprächspartners wird auf unterschiedliche „Ursachen" (Beweggründe) zurückgeführt.

6.5.2 Der „Akteur-Beobachter-Effekt"

Unterschiedlichen Situationsauslegungen im Gespräch werden von einer Vielzahl situationsabhängiger Parameter bestimmt. Aufschlussreich für das Verständnis divergenter Interpretationen in einem Gespräch sind die Effekte der gegenseitigen Wahrnehmung, die unter der Bezeichnung „Akteur-Beobachter-Effekt" bekannt sind (Jones und Nisbett 1972). Am folgenden Beispiel einer Situation aus dem Dialysealltag wird die Wirkungsweise aufgezeigt.

Checkliste: Warum ein Gespräch misslang

Situationen werden unterschiedlich interpretiert

Nachdem Schwester G. das zweite Mal eine Fehlpunktion unterlaufen ist, ergibt sich das folgende Gespräch:

Fallbeispiel
Patient: „Ich glaube, dass ist Ihnen heute passiert, weil Sie ausgesprochen müde und abgespannt sind. Das habe ich Ihnen doch gleich angesehen heute Morgen! Sie gehen einfach zu spät ins Bett!"
Schwester: „Nein, nein, damit hat das gar nichts zu tun. Zwei Kolleginnen sind heute Morgen krank, wir müssen für sie mitarbeiten."
Patient (mit aggressivem Ton): „Wenn Sie abends früher ins Bett gingen ..."
Schwester: „Erlauben Sie mal, das kommt nur, weil hier jeder Patient zuerst punktiert werden will!"

Hier liegt eine unterschiedliche Interpretation desselben Sachverhalts (eines Verhaltens) vor. In beiden Fällen wird die beobachtete „Fehlleistung" vom Patienten anderen Ursachen zugeschrieben als von der Pflegekraft selber. Sie macht äußere, situative Bedingungen für ihren Fehler verantwortlich, der Patient dagegen Eigenheiten im Verhalten der Schwester. Der Patient ist sich ganz sicher: Die Schwester ist übermüdet!

Beobachter (hier: Patienten) führen die Gründe für das Verhalten anderer Menschen (hier: Pflegekräfte) auf deren persönliche Eigenschaften oder Fähigkeiten zurück. Dagegen schreiben die Beobachteten selbst dieselben Verhaltensweisen eher äußeren Faktoren zu. Die in einer Situation aktiven Personen nehmen an, die Ursachen für ihr eigenes Verhalten lägen in den „Umständen" begründet (Situationszuschreibung), während die in derselben Situation passiven, beobachtenden Personen annehmen, das Verhalten des Akteurs sei eher Ausdruck interner Persönlichkeitseigenschaften (Personenzuschreibung). Was sind die Ursachen für die unterschiedlichen Zuschreibungen (Attributionen) des Akteurs (Pflegekraft) bzw. des Beobachters (Patient)?

> Beobachter und Beobachtete erleben Situationen unterschiedlich

- **Der unterschiedliche Informationsstand von Akteur und Beobachter**

Die Pflegende nimmt in der Situation sich weniger selbst wahr als die Gegebenheiten in ihrer Umgebung. Sie ist weniger mit „sich" als mit dem Gelingen der Punktion beschäftigt. Diese beansprucht schließlich ihre Hauptaufmerksamkeit. Der Patient dagegen lenkt seine Aufmerksamkeit auf die Pflegekraft selbst, die schließlich im Mittelpunkt der Aktion steht. Wenn sie einen Fehler macht, ist es für ihr Selbstwertgefühl einfacher, die Ursachen dafür in der Situation zu suchen und sie nicht ihrer Person zuzuschreiben. Dagegen hat der Patient kein „Interesse" daran, die „Schuld" in den Umständen zu suchen.

Umgekehrt gilt, für Pflegende ist das Verhalten ihrer Patienten „berechenbarer", wenn sie als Ursache dafür Persönlichkeitskonstanten annehmen. Wenn sie davon ausgehen müssten, ihre Patienten verhielten sich vornehmlich „den Umständen entsprechend", so würde dies angesichts der möglichen Situationsvariablen eine große Unsicherheit erzeugen.

6

Der neue Patient in der Dialyse

Christina Sokol und Uwe Hoppenworth

© Springer-Verlag GmbH Deutschland 2018

C. Sokol, U. Hoppenworth (Hrsg.), *Betreuung von Dialysepatienten*,

https://doi.org/10.1007/978-3-662-56357-1_7

7.1 Die erste Begegnung

Die Bedeutung der ersten Begegnung

Für den Patienten ist die erste Begegnung mit der Dialyse von hoher Bedeutung. Befürchtungen, Hoffnungen und eine tiefe Verunsicherung werden seine Stimmungslage beeinflussen. Er betritt eine ihm bis dahin unbekannte Lebenswelt, die künftig auch einen großen Teil seines Lebens ausmachen wird. Er ist zunächst noch der Fremde, derjenige, der sich nicht auskennt, der zudem mit einer Krankheit konfrontiert ist, deren Folgen er noch nicht übersehen kann. Es handelt sich hierbei in höchstem Maße um eine Situation der Verunsicherung und Orientierungslosigkeit.

In den meisten Dialysen gibt es für die neuen Patienten aus medizinischen und organisatorischen Gründen keine ausgewiesene konzeptionell gestaltete Einführung. Mit prädialytischen Patienten werden zwar vor Dialysebeginn Gespräche geführt, die aber dann an der Dialyse mit dem Patienten selbst im Allgemeinen konzeptionell ausgerichtet nicht fortgeführt werden. Die Patienten erwerben die notwendigen Informationen zur Dialyseabhandlung zum Teil durch die sie versorgenden Dialysefachkräfte am Stuhl sowie durch eigene Erfahrungen, Informationen von Mitpatienten und Medien.

Einzelne Dialysen haben für diese Einführungsphasen ein besonderes Prozedere erarbeitet. Dieses kann von vorausgehenden Informationsveranstaltungen mit den Angehörigen bis hin zu ersten Kontaktaufnahmen mit der Dialyse, den Ärzten und dem Pflegeteam reichen. Ziel solcher Vorhaben ist es insgesamt, die Patienten behutsam auf die neue Lebenssituation vorzubereiten, Schwellenängste abzubauen und erste Informationen zur Orientierung anzubieten.

Im Folgenden sollen die kontextuellen Bedingungen eines Erstgespräches zwischen dem neuen Patienten und einer Pflegekraft, die möglicherweise aufgrund einer speziellen Zusatzausbildung für die Gestaltung dieser ersten Kontakte besonders geeignet ist, aufgezeigt werden. Anschließend werden bewährte Regeln einer sinnvollen Gestaltung dieser Erstbegegnung vorgestellt.

7.1.1 Der Ort der Begegnung

Umgang mit den ersten Eindrücken des Patienten

Für diesen ersten Kontakt zwischen dem Patienten und der Pflegekraft ist es sinnvoll, sich in einen geschützten Raum zurückzuziehen. Nach einem gemeinsamen Gang durch die Dialyse, mit entsprechend erläuternden Kommentaren des „ortskundigen" Begleiters, hat der Patient einen ersten Eindruck von den „atmosphärischen Bedingungen" der Station bekommen. Neue Patienten sehen und empfinden die Realität der Dialysestation ganz anders als die „alten" Patienten und Pflegenden. Dem „Neuen" geraten Sachverhalte in den Blick, die die Routiniers nicht mehr wahrnehmen, denn für sie sind diese Details im alltäglichen Betrieb zu „Selbstverständlichkeiten" geworden, die sich der bewussten Wahrnehmung weitgehend entziehen. Die Details werden durch den Eintritt von neuen Patienten (und Pflegekräften oder Ärzten) wieder bewusster gemacht. Insofern sind die von Neuen ausgelösten Irritationen immer auch eine Chance zur Entwicklung und Innovation des Systems.

Nach diesem Rundgang ist der Patient voller Eindrücke, über die er möglicherweise sprechen möchte. Dies ist ein erster situationsadäquater Zugang zum Patienten. Eine entsprechende Frage, wie zum Beispiel: „Ich habe das Gefühl, Sie haben bei unserem Rundgang eine ganze Reihe von Eindrücken bekommen. Was hat Sie denn am meisten beeindruckt?", könnte als Gesprächseröffnung dienen. Wie auch immer das Gespräch beginnt, mit der Eröffnung werden die Weichen für den weiteren Gesprächsverlauf in sachlicher und atmosphärischer Hinsicht gestellt. Eine Gesprächseröffnung sollte Akzeptanz auf Seiten des Patienten herstellen und ihn auf bestimmte Themen vorbereiten, die zum Verständnis des Kommenden notwendig sind. Die verantwortliche Pflegekraft sollte sich gegenüber den Themenwünschen des Patienten nicht verschließen und sich im Gespräch nicht auf bestimmte Themen festlegen oder etwa falsche Hoffnungen wecken.

Eine erste Kontaktaufnahme mit der Dialyse ist für den Patienten im Allgemeinen weniger aufregend und angsterzeugend, wenn eine Person seines Vertrauens ihn zu diesem ersten Treffen begleitet. Die Anwesenheit z. B. des Ehepartners oder Freundes kann stabilisierend wirken in einer Situation, in der die Fülle der Eindrücke oftmals überwältigend ist. Die Begleitung ist sicherlich eher in der Lage, entsprechende Rückfragen zu stellen, organisatorische Details zu klären und bei Missverständnissen korrigierend einzulenken. Insgesamt bewirkt die Anwesenheit eines Vertrauten, dass der Schritt in die neue Lebenswelt leichter fällt. Man ist eben nicht allein und steht dem Fremden nicht schutzlos gegenüber.

7.1.2 Das „Innere Team": Auf welche Stimme soll ich hören?

Patienten, die ohne begleitende Angehörige in der Dialyse erscheinen, weil sich niemand dazu bereit erklärte oder weil sie niemanden mehr haben, der sie auf diesem Weg begleiten könnte, haben es besonders schwer. Sie müssen nicht nur ihre Aufregung bekämpfen, sie müssen auch ihre Ängste und Sorgen soweit beschränken, dass sie noch handlungs- und

Die Metapher: das »Innere Team«

aufnahmefähig bleiben. In ihrem Inneren wirkt möglicherweise ein ganzes Ensemble innerer Stimmen naher Angehöriger, Freunde und Berufskollegen. Diese Stimmen repräsentieren jeweils bestimmte Perspektiven und Positionen im Hinblick auf die neue Situation des Betroffenen. Aber auch die Gefühle „melden" sich zu Wort. Schließlich entsteht ein ganzer Chor unterschiedlichster Stimmen, der sich im Inneren zu Wort meldet und im Äußeren um Verständnis ringt. Zur bildhaften Verdeutlichung dieses inneren Rollenensembles dient die Metapher vom „Inneren Team" (◼ Abb. 7.1).

Das „Innere Team"

Zwei Menschen begegnen sich

In der Begegnung zwischen Pflegekraft und Patient (◼ Abb. 7.1) sind insofern nicht nur die vom Kontext scheinbar vorgegebenen Rollen präsent, es treffen je nach Zustand der Inneren Teams zwei unterschiedliche Ensembles aufeinander, ohne dass dies den Beteiligten unbedingt bewusst sein muss. In der folgenden Abbildung wird dieser Sachverhalt aus einer zweiten Kameraperspektive dargestellt (◼ Abb. 7.2). Angenommen, die Kamera ließe sich umstellen auf die „Innenwelt" der Beteiligten, würde deutlich, dass sich nicht nur Patient und Pflegekraft gegenübersitzen, sondern die verschiedenen Rollenanteile des inneren Ensembles.

Unterschiedliche Rollenanteile treten in Kontakt

Je nach emotionaler Befindlichkeit und den Bedingungen der Gesprächssituation treten unterschiedliche Anteile der Inneren Teams miteinander in Kontakt. Diese „unsichtbaren Begegnungen" sind möglicherweise präsenter und wirkungsvoller für den Gesprächsverlauf als das von den Beteiligten geführte Gespräch. Die Wahrnehmung, Initiativen und Rückzüge des neuen Patienten werden dann davon bestimmt, welche Anteile im Inneren jeweils „Regie" führen. Neben diesen intrapsychischen Anteilen wirken weiterhin die Stimmen bedeutsamer Bezugspersonen aus dem sozialen Netz des Patienten. Das kann die tröstende Stimme

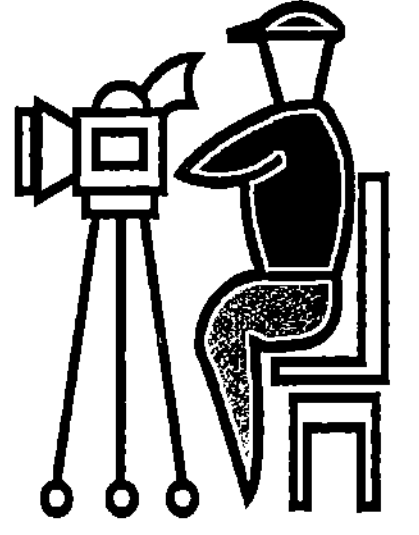

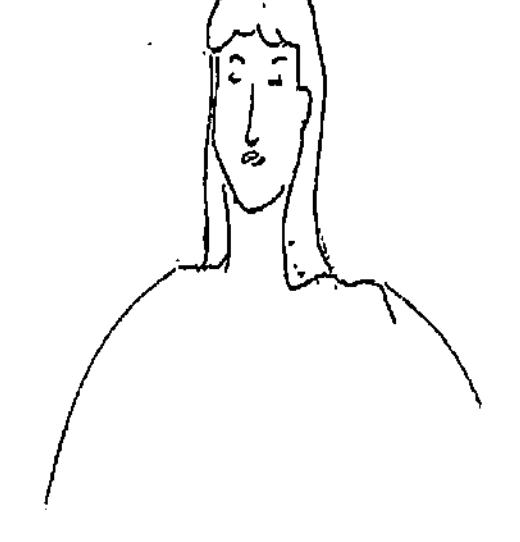

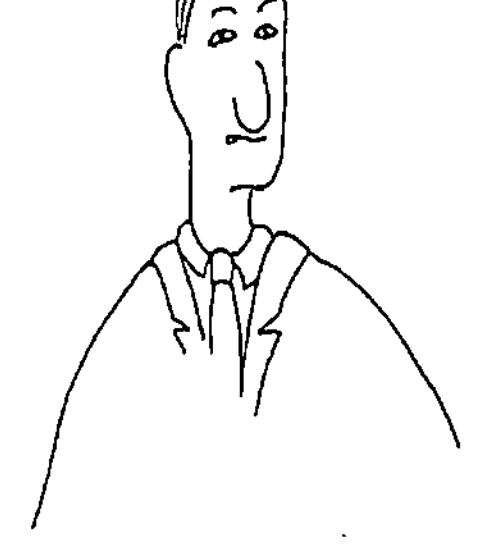

◼ Abb. 7.1   Perspektive 1: aus Sicht des Kameramannes sitzen sich Pflegekraft und Patient gegenüber

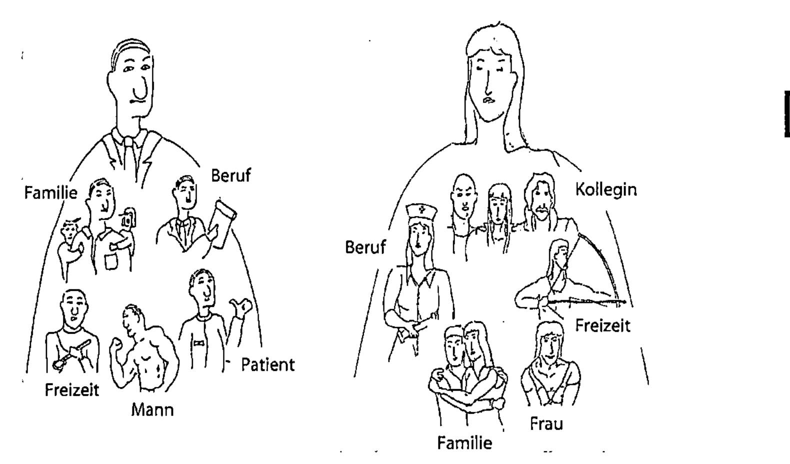
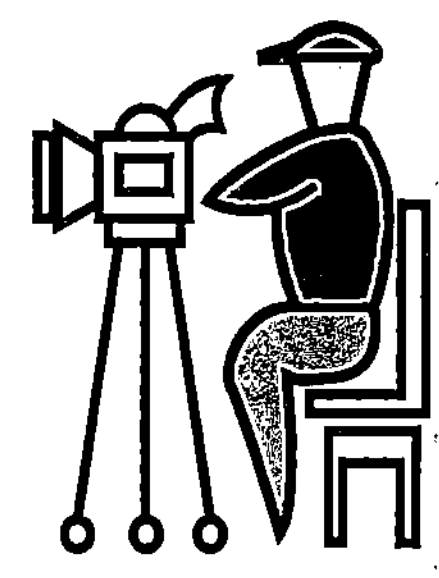

◘ Abb. 7.2   Perspektive 2: Sicht auf die Innenwelt

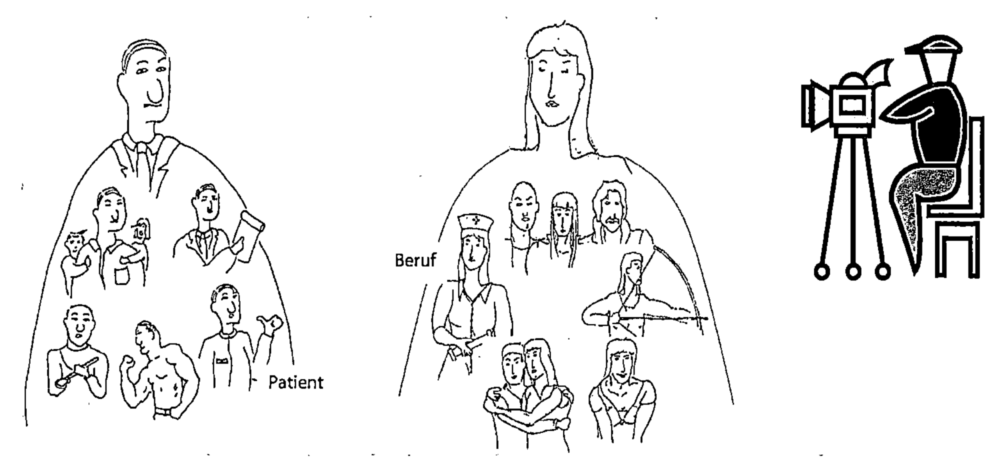

◘ Abb. 7.3   Perspektive 3: Die „wirkliche Begegnung"

des Ehepartners, aber auch der mahnende Hinweis auf eine mögliche Arbeitsplatzveränderung des Chefs sein (◘ Abb. 7.3).

Wie man sich die Wirkungsweise dieses „inneren Ensembles" in einer Erstbegegnung vorzustellen hat, soll am folgenden Beispiel veranschaulicht werden.

Die Bedeutung des „inneren Ensembles" für die Erstbegegnung

Fallbeispiel

In einem Seminar für Dialysefachpersonal wird die Situation der Erstbegegnung besprochen. Auf Vorschlag des Seminarleiters werden zwei Stühle in die Mitte gestellt, einen Stuhl für den

Patienten, einen für die Pflegekraft. Eine Teilnehmerin übernimmt die Rolle der Pflegenden, eine andere die der Patientin. Als die beiden sich einander gegenübersetzen, werden sie aufgefordert, die richtige Distanz für das Gespräch (Abstand der Stühle zueinander) einzunehmen. Schon an dieser Stelle werden erste unterschiedliche Empfindungen im Hinblick auf eine angemessene Gestaltung der Gesprächssituation deutlich. Die Pflegekraft möchte die Distanz wesentlich geringer halten, als dies die Patientin wünscht. Schließlich finden sie nach mehrmaligen Hin- und Herrücken den richtigen Abstand.

Bevor nun das eigentliche Gespräch beginnen kann, bittet der Leiter die beiden, einmal innezuhalten, sich gedanklich und gefühlsmäßig in die Situation zu versetzen, indem sie folgenden Impuls gibt: „Welche Gedanken gehen Ihnen jetzt durch den Kopf? Wer könnte diese Gedanken aussprechen? Welche Personen wirken im bevorstehenden Gespräch – ohne dass sie anwesend sind? Welche Gefühle wirken dabei mit?" Nach einer kurzen Zeit der Besinnung nennen die beiden Teilnehmer nacheinander die Stimmen ihres „inneren Ensembles". Nachstehend ist das Ergebnis dieser Sammlung grafisch dargestellt (◘ Abb. 7.4).

Nachdem die verschiedenen „inneren Stimmen" auf Karten geschrieben und um die beiden Positionen herum auf dem Boden entsprechend ausgelegt waren, wurden die beiden Protagonisten gebeten, für jede dieser Karten eine Teilnehmerin zu wählen, die diese Position besetzen solle. Nacheinander wurden nunmehr alle Positionen besetzt. Zum Schluss bekam jede

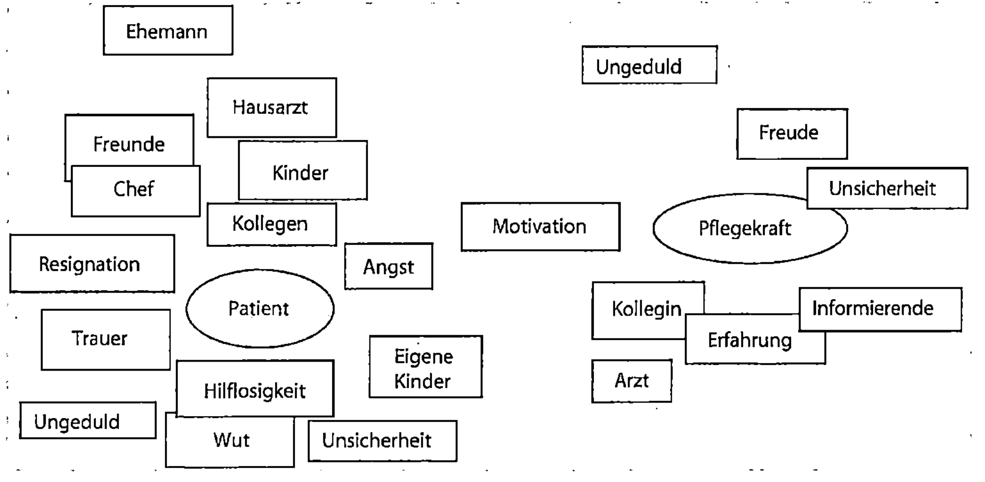

◘ Abb. 7.4   Was ist alles „anwesend"

Position noch einen „typischen Satz" von der aufstellenden Teilnehmerin zugewiesen. Anschließend nahmen „Pflegende" und „Patientin" wieder auf ihren Stühlen Platz. Auf einen entsprechenden Impuls hin hörte zunächst die Patientin und dann die Pflegekraft die Stimmen ihrer inneren Begleiter. Zum Schluss erklang der „Chor" aller Stimmen, ein eindrucksvolles Stimmengewirr, das anschaulich die eigentliche Komplexität der Erstbegegnung simulierte.

In der darauffolgenden intensiven und alle Teilnehmer bewegenden Auswertung wurde noch eine „Beratungsregel" deutlich. Die Pflegekraft konnte in der Aufstellung ihr Gegenüber nicht sehen, ihr Blick war durch die „Angst" verstellt. Impulsiv versuchte sie, die störende Position (die Angst) wegzuschieben. Dies erlebte die Patientin allerdings als Grenzüberschreitung, denn gerade die „Angst" war ja ihr Thema für das bevorstehende Gespräch! Würde die Pflegekraft, beseelt von einer eigenen Beratungsstrategie, dieses Thema beiseiteschieben, wäre die erste Chance eines Zugangs zur Patientin vertan. Diese würde sich nicht ernstgenommen fühlen und sich möglicherweise zurückziehen.

Praxishilfen

Sicherlich ist die Reichweite solcher Simulationen nur begrenzt, gleichwohl lässt sich aus diesem Beispiel eine verallgemeinerungsfähige Regel ableiten: Gerade in Erstgesprächen ist es wichtig, die impliziten (verdeckten) Themenangebote der Patienten zu erfassen. Es geht ja nicht darum, dass die beratende Pflegekraft ihre Informationen „an den Mann" bzw. „an die Frau" bringt. Im Erstkontakt sollte zunächst allein das „Material", das der Patient liefert, Gegenstand der Beratung sein. Die Beraterin erfährt auf diese Weise, wie der Patient in der Dialyse eintrifft, welche Ängste und Befürchtungen er mitbringt.

Sie stößt möglicherweise auch auf illusionäre Vorstellungen ihres Gegenübers, wenn z. B. ein Patient die Annahme betont, dass sein Aufenthalt sicherlich nur vorübergehend sei und dass er in ein paar Tagen oder Wochen nicht mehr kommen müsse. Es geht also darum, in der ersten Phase der Begegnung sich möglichst zurückzuhalten, um dem Patienten Raum für das Ankommen zu gewähren. Später werden dann auch einzelne Sachinformationen notwendig sein.

Die Gestaltung der Erstbegegnung wird, neben den Effekten des inneren Ensembles, wesentlich davon bestimmt, mit welchen Zielvorstellungen die Pflegekraft dem neuen Patienten gegenübertritt.

Nachstehend werden typische Zielvorgaben genannt, die beim Pflegepersonal und den Ärzten „innerlich" wirken und die ersten Kontakte mit dem Patienten beeinflussen:

Praxishilfen

- Die Wiedergewinnung der Körperintegrität und des Wohlbefindens fördern
- Die Wiederherstellung des emotionalen Gleichgewichts anbahnen
- Zukunftsperspektiven erarbeiten
- Anpassung an ungewohnte situative Bedingungen fördern
- Den Umgang mit Triebbedürfnissen (Essen, Schlafen, Sexualität) in vernünftige Bahnen lenken
- Beim Durchstehen von existenziellen Bedrohungen helfen
- Die Erhaltung einer optimalen Lebensqualität anstreben

Der Patient muss zwischen den Bedürfnissen des inneren Ensembles, den Forderungen des Dialysefachpersonals und den Ansprüchen der Familie eine Balance finden. Die Krankheit und alle damit verbundenen Veränderungen stellen hohe Erwartungen an seine Flexibilität und Bereitschaft, sich auf die neue Lebenssituation angemessen einzustellen.

7.2 Leitfaden für das Erstgespräch

Leitfaden für das
Erstgespräch

Als günstig hat es sich erwiesen, dass die Dialysefachkraft mit dem besten Kontakt sich Zeit als „Patin" des Patienten nimmt und ihm über die Barrieren der ersten Zeit hinweghilft. Dabei sind folgende Aspekte zu beachten:

- Stellen Sie sich bei der Kontaktaufnahme persönlich mit Namen und Rolle vor.
- Formulieren Sie Fragen, die den Patienten ermuntern, sich mitzuteilen. Öffnende Fragen (W-Fragen) eignen sich, um den Patienten zum Erzählen anzuregen.
- Versuchen Sie, die Gefühle und die Aufnahmefähigkeit der Betroffenen zu integrieren.
- Sprechen Sie Ort, Zeit und Raum mit dem Team und dem Patienten ab.
- Nutzen Sie – falls möglich – auch die Zeit am Stuhl.
- Lassen Sie dem Patienten Zeit, Fragen zu stellen.
- Bestätigen Sie den Patienten in seiner schwierigen Situation.
- Beantworten Sie möglichst alle Fragen.
- Geben Sie die notwendigen Informationen auf situationsangemessene Weise. Sie verringern dadurch die Angst und geben eine Orientierungshilfe.
- Fragen Sie nach dem Unterstützungssystem des Patienten: „Wer unterstützt Sie? Wer unterstützt Sie in der Ernährungsumstellung, in sozialrechtlichen Belangen?"
- Fragen Sie den Patienten nach seinen Vorkenntnissen und Vorstellungen zum Thema „Dialyse". Was hat der Patient vor Dialysebeginn über Dialyse gehört?

☞ Suchen Sie nicht zu lange nach einer optimalen Lösung, mitunter sind Kompromisse die Lösung.
☞ Nutzen Sie die Visualisierung von Informationen.

7.3 Visualisierung von Informationen

Der Patient ist in seiner Informationsaufnahme immer wieder beeinträchtigt, z. B.

Visualisierung: Ich sehe, was ich höre

☞ durch Angst, Unruhe, Schlaflosigkeit,
☞ zentralnervöse Störungen,
☞ neurologische Störungen und
☞ durch die Beeinträchtigung der Konzentrationsfähigkeit, der Aufmerksamkeit und der Abstraktionsfähigkeit.

Hinzu kommt, dass der Patient mit einer „Sprache" konfrontiert wird, die er noch nicht kennt. Dem Fachpflegepersonal selbst ist die eigene Fachsprache selbstverständlich geworden. Trotzdem müssen dem Patienten notwendige Informationen verständlich mitgeteilt werden. Bei dieser Aufgabe können Ergebnisse aus der Gehirnforschung hilfreich sein, die unter dem Motto „gehirngerechtes Lernen" bekannt geworden sind.

7.3.1 Gehirngerechte Informationsvermittlung

Fast jedes Verhalten sowie jede Informationsverarbeitung werden durch Lernprozesse erworben. Lernen bedeutet: Sachverhalte werden wahrgenommen, verwandte Themen miteinander verbunden, analysiert und in Bezug zu vorausgegangenen Erfahrungen gesetzt. Dieser Lernvorgang ist besonders dann eindrücklich, wenn beide Gehirnhälften angesprochen werden.

Informationsverarbeitung ist ein Lernprozess

In der linken Hirnhälfte berechnet der „nüchterne" Verstand den Informationsgehalt einer Nachricht, hier herrscht die Analyse vor. Es wird gesprochen, geschrieben, gelesen, gerechnet. Die Ratio ist zuständig für Schlussfolgerungen, sie kontrolliert und will alles im Griff haben.

Die rechte Hirnhälfte verschafft den Überblick, sie erkennt Formen und Strukturen. Sie ermöglicht, Personen und Dinge wiederzuerkennen. Sie ist Sitz der Intuition und der Gefühle. Ihre Wahrnehmung findet in Bildern statt, die vergleichen und Analogien finden. Die rechte Hirnhälfte hilft, dass der Mensch sich im Raum orientieren kann. Während die linke Hälfte für die Sprache zuständig ist, trägt die rechte die Verantwortung für die Körpersprache. Die Arbeit dieser Hirnhälfte wird i. d. R. nicht bewusst erlebt, obwohl hier die meisten Informationen aufgenommen werden. Die effektivste Informationsvermittlung findet allerdings statt, wenn beide Hirnhälften (Hemisphären) angesprochen werden.

Wird eine Information nur gehört (linke Hemisphäre), sucht die rechte Hirnhälfte nach einem passenden Bild dazu. So wird ein Patient, der vielleicht zum ersten Mal etwas von Phosphat in Lebensmitteln hört, sich kaum etwas Konkretes darunter vorstellen können. Aufgrund seiner psychischen Beeinträchtigungen wird er in der Beratung möglicherweise gar nicht in der Lage sein, der Pflegekraft sein Unverständnis mitzuteilen. Zudem ist es ihm vielleicht peinlich, seine Unkenntnis zuzugeben. Die Beratungssituation wird spätestens hier schwierig: Es entsteht kein Kontakt zwischen dem Patienten und der Beraterin, eine unerfreuliche Situation für beide Seiten. Hier können Medien (Bilder, Grafiken, konkrete Gegenstände etc.), die besonders die rechte Gehirnhälfte ansprechen, eine große Hilfe sein. Ein Beispiel soll dies verdeutlichen. Lesen Sie den folgenden Satz durch, decken Sie ihn zu und wiederholen Sie ihn.

☞ Die relative Effizienz kumulierter Kommunikationssubstrate basiert auf der funktionalen Relation zwischen der absoluten Kapazität der Rezipienten und dem quantitativen Thesaurus offerierter Informationen.

Der Satz ist deshalb so schwierig wiederzugeben, weil er viele unbekannte Begriffe (Fremdworte) enthält und weil die rechte Hirnhälfte keine Bilder dazu findet.

Lesen Sie nun bitte die nächsten Zeilen und versuchen Sie, sich den Sachverhalt vor Ihrem geistigen Auge vorzustellen.

☞ Ein Zweibein sitzt auf einem Dreibein und isst ein Einbein. Da kommt ein Vierbein und nimmt dem Zweibein das Einbein weg. Da nimmt das Zweibein das Dreibein und schlägt das Vierbein.

Auch der in diesem Text beschriebene Vorgang ist nur schwer vorstellbar und noch schwerer mit eigenen Worten wiederzugeben, obwohl nicht ein Fremdwort enthalten ist. Nachstehend soll dies visualisiert dargestellt werden (◘ Abb. 7.5).

Sie werden die Erfahrung machen, dass Sie am nächsten Tag den Informationsgehalt des letzten Textes reproduzieren können. Das Bild dient in diesem Fall als Organisationsmuster für das Gedächtnis. Generell gilt: konkrete Gegenstände, Bilder und/ oder bildliche Darstellungen erleichtern das Abrufen (Erinnern) von Informationen und Erfahrungen.

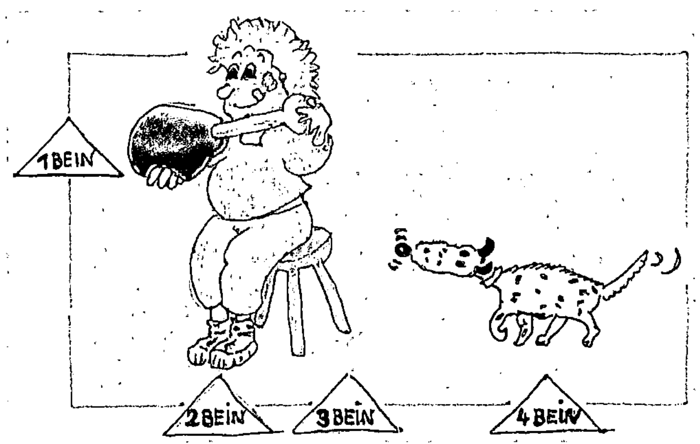

◘ **Abb. 7.5** Kleinbein

Praxistipp

- Visualisieren Sie so viele Informationen wie möglich.
- Wenn Sie dem Patienten Broschüren zu lesen geben, fragen Sie ihn, ob er sich den Inhalt der Information konkret vorstellen kann. Verständnis von Broschüreninhalten überprüfen, Bedeutungsvolle Informationen zeigen lassen, Bezug zum Alltag des Patienten herstellen.
- Achten Sie auf Ihre Ausdrucksweise, wenn Sie mit dem Patienten sprechen. Kennt der Patient die Begriffe?
- Lassen Sie sich Beispiele aus seiner Lebenswelt berichten
- Nehmen Sie die Körpersprache des Patienten in einem Gespräch bewusst wahr, sprechen Sie Ihre Wahrnehmung an.

Beratung

Uwe Hoppenworth und Christina Sokol

© Springer-Verlag GmbH Deutschland 2018
C. Sokol, U. Hoppenworth (Hrsg.), *Betreuung von Dialysepatienten*,
https://doi.org/10.1007/978-3-662-56357-1_8

8.1 Patientenorientierte Beratungsarbeit

Beratung auf der Dialysestation gelingt, wenn zwischen Pflegekräften und Patienten ein Mindestmaß an Verständnis möglich ist. Das scheint zunächst trivial, ist aber im Dialysealltag durchaus keine Selbstverständlichkeit, wie alltägliche Missverständnisse und die sich daraus ergebenden Konflikte zeigen. Woran mag es liegen, dass die Verständigung zwischen Patienten und Pflegepersonal oftmals so schwierig ist?

Wahrnehmung und Wirklichkeit im Dialysealltag

Eine gelingende Kommunikation setzt zunächst voraus, dass die Beteiligten von einem weitgehend übereinstimmenden Wirklichkeitsverständnis ausgehen. Diese quasi ontologische Voraussetzung ist notwendige Voraussetzung eines verstehenden Gesprächs zwischen Patienten, Pflegepersonal und Ärzten. Watzlawick (1988) bezeichnet die Überzeugung, es gäbe nur *eine* Wirklichkeit, als „die gefährlichste all dieser Selbsttäuschungen" und betont, „dass es vielmehr zahllose Wirklichkeitsauffassungen gibt, die sehr widersprüchlich sein können und alle das Ergebnis von Kommunikation sind, und nicht der Widerschein ewiger, objektiver Wahrheiten." Das Nicht-Übereinstimmen der Wirklichkeiten ist insofern eine der Hauptursachen von Kommunikationsstörungen zwischen dem Pflegepersonal und den sogenannten „schwierigen Patienten".

Ursache möglicher Missverständnisse kann weiterhin der Versuch des Beraters sein, das Gespräch mit dem Patienten vor dem Hintergrund einer von ihm favorisierte Beratungstheorie zu gestalten – und schließlich feststellen muss, dass die Diskrepanz zwischen Theorie und Praxis doch größer ist als erwartet.

Beratungserfahrungen in verschiedenen Dialysepraxen haben gezeigt, dass es die eine Beratungstheorie nicht gibt. Beratungssituationen sind stets situationsspezifisch bestimmt, ihre Dynamik wird von den individuellen Erfahrungen der Beteiligten und den jeweils wirksamen Rahmenbedingungen (Ort, Zeit …) bestimmt.

Auf eine Darstellung verschiedener Beratungskonzepte wird deshalb an dieser Stelle verzichtet, grundsätzlich aber lassen sich tiefenpsychologische (psychoanalytische) von lerntheoretischen (verhaltenstherapeutischen) Ansätzen unterscheiden. Während die ersteren die Bedeutung biographischer Anteile der Situationsbewältigung in die Beratung mit einbeziehen, stellen verhaltenstherapeutische Interventionen die Lernfähigkeit des Ratsuchenden in den Vordergrund: Was einst sinnvoll erlernt wurde, aber in der gegenwärtigen Situation eher ungünstig erscheint, kann nach diesem Ansatz auch wieder verlernt werden. Der Berater lenkt den Fokus auf die Ressourcen des Betroffenen und ermuntert zu einem problemlösenden Verhalten.

In der Praxis hat sich eine Verbindung beider Ansätze durchaus bewährt (vergleiche das Modell „Triadisches System", ► Abschnitt 6.3): Im Mittelpunkt steht der einzelne Patient mit seinen Bedürfnissen. Seine Anliegen bestimmen den Beratungsverlauf, auch wenn sie zunächst rätselhaft erscheinen – und z. B. von den Regeln der Dialysestation abweichen. Voraussetzung für dieses Vorgehen ist die Bereitschaft, sich ohne Vorbehalt auf die Anliegen des Patienten einzulassen und gemeinsam mit ihm um eine Lösung des jeweiligen Problems zu ringen. Bei aller Bereitschaft, zunächst die individuelle Perspektive des Patienten zu verstehen, kommt es darauf an, den spezifischen Umgang des Patienten mit seiner Erkrankung zu thematisieren, indem die persönliche Lebenssituation des Patienten unter den Bedingungen der chronischen Erkrankung in das Gespräch mit einbezogen wird.

Beratung ist ein wichtiger Bestandteil des Therapiekonzeptes und dient sowohl der Informationsvermittlung als auch der psychosozialen Unterstützung in der Neugestaltung veränderter Lebenssituationen von Patienten. Beratung in der Dialyse berührt vorrangig Themen wie:

- ernährungsspezifische Umstellungen,
- Verhaltensänderungen,
- sozialrechtliche Fragen und
- medizinisch-therapeutische Anliegen.

8.1.1 Beratung – ganz praktisch gesehen

„Beratung" – vornehmlich unter pragmatischen Aspekten – geht zunächst von einer ganz konkreten Bedingungsanalyse der Beratungssituation aus. Dabei helfen Fragen wie:

- Wo findet Beratung statt?
- Was ist Anlass der Beratung?
- Wie groß ist der zeitliche Rahmen?
- Wer nimmt an der Beratung teil?
- Liegen bereits bestimmte Informationen zum Patienten vor?
- Was ist ein mögliches Ergebnis der Beratung?

Der Erfolg von Beratungsgesprächen in der Dialyse ist u. a. auch davon abhängig, wo sie durchgeführt werden. Deshalb ist es sinnvoll, sich jeweils zu vergegenwärtigen, welches der angemessenste Beratungsort ist. Nachstehend werden Vor- und Nachteile üblicher Beratungssorte erläutert (◻ Tab. 8.1 und ◻ Tab. 8.2).   Beratungsort

8.1.2 Beratungszeiten

Patientenorientierte Beratung sollte in Absprache mit dem Patienten im günstigsten Fall außerhalb der Dialysebehandlung durchgeführt werden. Die meisten Patienten fühlen sich erfahrungsgemäß am Tag nach der Dialyse am besten und sind damit   Beratungszeiten
auch am aufnahmefähigsten.

◻ Tab. 8.1 Vorteile einer Beratung am Stuhl/Bett bzw. im geschlossenen Raum (Beratungszimmer)

Stuhl/Bett	Beratungszimmer
Aus der Situation heraus, dicht am Problem	Intime (offene) Atmosphäre
Spontane Bereitschaft des Patienten	Gewahrte Intimsphäre, ungestörtes Gespräch
Anregung für andere Patienten, ergänzende Beiträge von Mitpatienten	Mehr Redezeit
Auch das Dialysefachpersonal hat „Aha-Erlebnisse"	Individuelle Beratung mit Einbeziehung von Hilfsmitteln – Informationen können anschaulicher gestaltet werden
Patient schweift nicht so leicht vom Thema ab	Gezielte Beratung der Patienten mit Angehörigen, z. B. zum Thema „Ernährung"
Schwellenangst wird abgebaut	Patient kann sich vorbereiten (Notizen)
	Höhere Konzentration
	Patienten zeigen stärkeres Interesse
	Angenehmere Gestaltung der Beratungssituation, (z. B. Kuchen, Kaffee)
	Gespräche im Arztzimmer werten die Beratungssituation für den Patienten (erkennbare Nähe zur Medizin)

In Zeiten hoher Betriebsamkeit in der Dialyse (Anlege- und Ablegezeiten, Personalmangel u. Ä.) fehlt die notwendige Ruhe, der Patient kann sich nur schwer konzentrieren, ist leicht abgelenkt und befürchtet möglicherweise Mithörer. Obwohl Beratungsqualität nicht unbedingt eine Funktion des Zeitvolumens ist (auch die kurze Hinwendung zur Beantwortung einer Frage ist eine Form von Beratung), leidet die Beratungstätigkeit des Pflegepersonals unter dem permanenten Zeitdruck. Die einzelne Pflegekraft fühlt sich durch die verhältnismäßig große Zahl der ihr anvertrauten Patienten oft hoffnungslos überfordert. Für Krisensituationen der Patienten sollte innerhalb des Teams eine Pflegeperson beauftragt und entsprechend geschult sein. Diese kann dann unmittelbar auf die Probleme des Patienten reagieren und ihre Unterstützung anbieten.

> **◘ Tab. 8.2** Nachteile einer Beratung am Stuhl/Bett bzw. im geschlossenen Raum (Beratungszimmer)

Stuhl/Bett	Beratungszimmer
Unpersönlichere Ansprache	Nach dem Modell der Transaktionsanalyse kann sich der Patient in einer untergeordneten Position erleben (er regrediert); es etabliert sich implizit eine „Eltern-Kind-Beziehung"
Störungen durch Außeneinflüsse	Im schlimmsten Fall absolute Blockade des Patienten, wenn er unfreiwillig anwesend ist
Abhängigkeitsgefühl: Patient kann nicht weggehen (keine gemeinsame Gesprächsebene)	
Patienten lassen sich ungern beim Schlafen, Fernsehen, Frühstück stören	
Intimsphäre ist gestört (jeder hört mit), Gebot der Schweigepflicht schwer einzuhalten	
Patient ist nicht so aufnahmefähig (z. B. durch RR- oder BZ-Schwankungen, Übelkeit)	
Patient verhält sich „strategisch" wegen der Öffentlichkeit	
Anschauungsmaterial fehlt	
Unpersönlichere Ansprache	

8.1.3 Hoffnungen/Befürchtungen von Patienten bzw. Pflegenden

Beratungssituationen werden mit hohen Erwartungen aufgesucht, vorausgesetzt, die Beratung wurde freiwillig gewählt. Die Patienten möchten Hilfe und erwarten verständnisvolle Unterstützung von Seiten des Pflegepersonals. Ist die Beratung dagegen verordnet, muss mit Widerständen und Abwehr gerechnet werden.

Beratungserwartungen

Die Pflegekräfte hoffen, dem Patienten helfen zu können, ihre berufliche Zufriedenheit steigt mit gelungenen Beratungsgesprächen. In den folgenden Tabellen (◘ Tab. 8.3 und ◘ Tab. 8.4) sind typische Erwartungshaltungen aufgeführt.

◘ Tab. 8.3 Hoffnungen

Patient	Pflegekraft
Besserung des Wohlbefindens	Anerkennung
Erhaltung des Essverhaltens	Gutes Miteinander
Liebevolle, aufmerksame Behandlung	Dass sich der Patient mit den Informationen auseinandersetzt und auch praktisch umsetzt
Ausreichend Zeit für die Beratung	Vertrauen
Transplantation	Konfliktfreies Gespräch
Vertrauen	Erfolg
Beachtung	Ausreichend Zeit
Verständnis	Lebensqualität für den Patienten erhalten/verbessern
	Gewichtsreduzierung bei Diabetespatienten

◘ Tab. 8.4 Befürchtungen

Patient	Pflegekraft
Missverstanden zu werden	Missverstanden zu werden
Ablehnung	Ablehnung
Zeitdruck des Beraters verhindert ausführliche Problemdarstellung	Aggressives, provokantes Verhalten
Angst vor künftigen Komplikationen und Schmerzen	Grenzüberschreitungen (zu viel Nähe)
Einschränkung sozialer Kontakte (Freunde, Kollegen)	Patient weint und ist nicht mehr aufnahmefähig
Schuldzuweisungen wegen Gewichtsproblemen	Lippenbekenntnisse: Der Patient setzt nichts von dem um, was in der Beratung empfohlen wurde
Belehrende Haltung des Gegenübers	

8.1.4 Förderliche und hinderliche Faktoren

Das Gelingen einer Beratung hängt von verschiedenen Faktoren ab. So kann, wie bereits dargestellt, die Wahl von Ort und Zeitpunkt die Mitteilungsbereitschaft des Patienten erheblich unterstützen oder einschränken. Die jeweiligen Erwartungshaltungen der Beteiligten führen zu entsprechenden Bestätigungen oder auch Enttäuschungen. In jedem Fall wirken auch sie auf den

Verlauf des Gespräches. Nachfolgend werden eine Reihe bewährter Beratungsstrategien vorgestellt. Sie sind in der Beratungspraxis entstanden und in entsprechenden Seminaren vorgestellt und weiterentwickelt worden. Dem Leser wird empfohlen, diese Sammlung von „Tipps" wie einen Steinbruch zu benutzen: er möge sich die jeweils passenden Brocken heraussuchen.

8.2 Planung und Durchführung von Beratungsgesprächen

1. **Festlegung des Beratungszieles**
   - ↪ Warum führe ich dieses Gespräch?
   - ↪ Was sind meine Ziele?
2. **Vier Fragen für eine Gesprächsvorbereitung**
   - ↪ Wer nimmt am Gespräch teil?
   - ↪ Wo führe ich das Gespräch?
   - ↪ Wann führe ich das Gespräch?
   - ↪ Welche Hilfsmittel benötige ich?
3. **Eröffnung des Gesprächs**
   - ↪ Kontaktaufnahme
   - ↪ Namentliche Begrüßung per Handschlag (Händedruck)
   - ↪ Eigene Vorstellung als Berater (Name, Rolle: „Meine Aufgabe ist heute, Ihnen ...")
   - ↪ Beratungsauftrag und Auftraggeber benennen
   - ↪ Auswahl der richtigen Sitzdistanz
   - ↪ Einleitende Worte
   - ↪ „Wir kennen uns ..."
   - ↪ Allgemeine Befindlichkeit thematisieren
   - ↪ Familiensituation ansprechen
   - ↪ Arbeit, Garten, Hobbys
   - ↪ Dialyseverlauf
4. **Fragen zur Gesprächseröffnung**
   - ↪ Anregende Impulse und Fragen erleichtern dem Patienten das Sprechen. Neben notwendigen Informationen, die zum Verständnis des Anliegens notwendig sind, wird dem Patienten Raum zur Darstellung ganz persönlicher Themen gegeben, das erzeugt oft eine gute Beratungsbasis.
   - ↪ Fragen, die mit „wer, wie, was, warum, wann" anfangen, geben dem Patienten Gelegenheit, mit eigenen Worten zu schildern, was ihn bewegt oder belastet. Stimmungen können so wahrgenommen, benannt und integriert werden.
5. **Gesprächskern**
   - ↪ Im Hauptteil des Gespräches überwiegen lösungsorientierte Impulse und Vorschläge. Die positive Verstärkung initiiert vorhandene Ressourcen des Patienten und lenkt den Blick nicht wieder auf das, was er möglicherweise verlor. So sollten die Einschränkungen durch falsche Ernährung nicht

Leitfaden zur Gestaltung einer Beratungssituation

Gesprächsvorbereitung

Gesprächseröffnung

Gesprächskern

immer wieder thematisiert, sondern Vorteile einer guten Ernährung hervorgehoben werden.

⟿ Aussprache und Sprechtempo betreffend sollte bedacht werden, Pausen unterstreichen die Wichtigkeit von Aussagen und der Zuhörer kann das Gesagte besser aufnehmen.

⟿ Gegebenenfalls sollte nachgefragt werden, ob die Lautstärke stimmt. Lautstärke variieren erweckt Neugier: „Können Sie mich verstehen? Manchmal spreche ich vielleicht etwas leise."

6. Abschluss des Gespräches

Gesprächsabschluss

⟿ In der Abschlussphase vergewissert sich der Berater noch einmal, ob alle Beteiligten ihre relevanten Belange und Themen vortragen konnten. Beispiel: „Wir haben jetzt eine ganze Reihe von Themen besprochen, haben Sie noch weitere Fragen? Wünschen Sie noch andere Auskünfte? Überlegen Sie in aller Ruhe!"

⟿ Nach dieser Vergewisserung bietet es sich an, über eine mögliche gemeinsame Perspektive für eine Fortführung der Zusammenarbeit zu sprechen. Dabei wird eine Strategie der „kleinen Schritte" häufig sinnvoll sein, um den Patienten nicht zu überfordern bzw. zu demotivieren.

▪ Evaluation: Rückblick auf den Gesprächsverlauf

Gesprächsreflexion

Die nachstehenden Fragen können helfen, nach einem unbefriedigenden Gespräch zur Klärung der Ursachen beizutragen.

Praxistipp

— Woran hat es gelegen, dass ich mein Gegenüber offensichtlich missverstanden habe?

— Habe ich aktiv zugehört?

— Waren die Gesprächsumstände (Ort, Zeit, Situation, Gesprächsklima) angemessen?

— Habe ich das Gespräch unter Zeitdruck geführt?

— Habe ich alle Botschaften des Sprechenden berücksichtigt?

— Habe ich dem Patienten ausreichend Gelegenheit gegeben und ihn angeregt, selbst zu fragen?

— War das Gespräch richtig gegliedert (Beginn, Zielsetzung, Ablauf, Abschluss)?

— Habe ich Gesprächspausen eingehalten und richtig interpretiert?

— Habe ich das „erste Knopfloch" im Gespräch verfehlt?

— Habe ich ungewollt Gesprächsstörer eingesetzt?

— Habe ich Abweisungsstrategien angewandt (Ablenken, Ausweichen, Bagatellisieren, Entmündigen)?

— Habe ich den Patienten mit dem Gespräch überfordert?

— Habe ich Ängste nicht erkannt oder Ängste induziert?

8.3 Patientencoaching: Experten im Versorgungsmanagement

Dialysepatienten und deren Angehörige müssen seelische und körperliche Belastungen bewältigen, eine Fülle von Informationen verarbeiten und eine Vielzahl von Therapieanweisungen und Verhaltensregelungen befolgen. Dabei bleiben bedeutsame psychosoziale und psychische Faktoren, die die Situation mit der Krankheit und Therapie verbessern könnten, oftmals unberücksichtigt.

Hier setzt das Konzept des „Patientencoachings", einer „Hilfe zur Selbsthilfe", ein, um den Patienten zu einem langfristigen verantwortungsbewussten Umgang mit seiner Krankheit, der medizinischen Behandlung und in sozialen Belangen zu unterstützen. Ziel des Coachings ist die Verbesserung der Krankheitsbewältigung unter Berücksichtigung der Ressourcen des Patienten. Der Coach zeigt Wege auf, wie Situationen gemeistert werden können und eine neue „Normalität" im Alltag möglich wird.

Patientencoach

- **Ablauf und inhaltliche Gestaltung des Patientencoachings im Einzelkontakt**

1. **Gespräch: Informationsphase – Ressourcenanalyse**
   Um das Bewältigungsverhalten besser einordnen zu können, ist es unerlässlich, zu ergründen, welche individuelle Bedeutung der Patient seiner Situation beimisst. Dieses patientenorientierte Vorgehen lässt sich mithilfe des triadischen Modells (Sokol und Hoppenworth) nicht nur anschaulich visualisieren, es stellt auch eine wirkungsvolle Methode dar, um gemeinsam mit dem Dialysepatienten und seiner Angehörigen am Thema „Verantwortlichkeit" zu arbeiten.

Gestaltung einer Sitzung

> **Der Patient wird auf der Beziehungsebene wertgeschätzt, gleichzeitig kann sein Verhalten thematisiert werden, ohne dass er sich beurteilt fühlen muss.**

2. **Klärungsphase – Ressourcenorientierung**
   In dieser Phase des Coachingprozesses werden die Anliegen des Fachpersonals und des Patienten sprachlich und visuell konkretisiert. Der Patienten lernt, selbst gewählte Ziele wirksam auszurichten, und wird unterstützt bei:
   - der Erweiterung seiner persönlichen, sozialrechtlichen und diätetischen Kenntnisse,
   - dem Verständnis innerer und äußerer Konflikte, um die darin gebundene Ressourcen freizusetzen, und
   - der Entwicklung seiner Fähigkeit, in der Konfrontation mit dem Unabänderlichen zu einer bejahenden Haltung zu finden.

▪▪ Technik

Fragen bringen den Patienten zum Reden, er übernimmt die aktive Position. Das bringt der Fachkraft nicht nur Informationen, sondern verschafft auch einen psychologischen Vorteil. Durch die Darstellung der Situation des Patienten werden wichtige Grundbedürfnisse nach Geltung und Entfaltung erfüllt. Das schafft einen guten Beratungsboden.

Folgende Fragen können zur Klärung beitragen:
- „Was müsste hier passieren/beantwortet werden, damit Sie nach … (Zeitangabe) hier rausgehen und sagen können: Das hat sich gelohnt?"
- „Von allen Fragen, die Sie haben, welche ist jetzt die wichtigste?"

Zur besseren Orientierung hilft die Visualisierung der Fragen auf Karten, die hierarchisch sortiert und bearbeitet werden können.

3. **Aktivphase – Ressourcenaktivierung**

    Hier geht es um die Besprechung konkreter Anliegen. Die Aufmerksamkeit des Patienten kann durch Fragen immer wieder gewonnen werden.

Ja-Fragen

Bei dieser Art zu fragen geht es um das Herstellen einer positiven Grundstimmung und Offenheit.
- „Interessiert es Sie …?"
- „Ich habe einige Ideen zu Ihren Fragen und Wünschen, möchten Sie sie hören?"

Reflektierende Fragen

Diese Fragetechnik ermöglicht dem Patienten, seine Gedanken und Worte zu hören, zu überdenken und bewusster weiter zu vertiefen.
- „Sie haben gesagt, dass …"
- „Ich habe verstanden, dass …".

4. **Ergebnisphase**

    In dieser Phase werden Ergebnisse zusammengefasst und kleine Schritte vereinbart.

Schließende Fragen
- „Wir haben über vieles gesprochen. Was war jetzt das Wichtigste für Sie? Haben Sie noch Fragen?"

In dieser Phase findet eine Zusammenfassung statt und eine motivierende Haltung zur Fortsetzung von Gesprächen wird erzeugt.

- ➡ Übereinstimmungen feststellen
- ➡ Bestehende Differenzen aufzeigen
- ➡ Zustimmung des Patienten fördern
- ➡ Fortsetzung der Gespräche vereinbaren

Der „chronisch schwierige" Patient

Uwe Hoppenworth und Christina Sokol

© Springer-Verlag GmbH Deutschland 2018
C. Sokol, U. Hoppenworth (Hrsg.), *Betreuung von Dialysepatienten*,
https://doi.org/10.1007/978-3-662-56357-1_9

> » Wörter sind die Quellen von Missverständnissen (Antoine de Saint-Exupery)

Der „schwierige" Patient: eine Herausforderung

„Schwierige Patienten" fordern heraus und führen nicht selten an die Grenzen der Hinwendungsbereitschaft. Gutgemeinte Bemühungen scheitern oftmals an den zum Teil heftigen Reaktionen der Patienten. Zu der erlebten Hilflosigkeit der Pflegenden gesellt sich nicht selten ein Gefühl schuldhaften Versagens. Die Maxime „Alle Patienten sind gleich und sollten daher gleich behandelt werden." lässt das eigene Handeln dann als defizitär erscheinen. Mögliche Alternativen der Begegnungsgestaltung versagen angesichts des eigenen Unvermögens.

Tatsächlich steht der Forderung nach Gleichbehandlung ein Pflegealltag gegenüber, der eine gleichmäßige Verteilung der Hinwendungsbereitschaft nur bedingt zulässt. Die tägliche Praxis zeigt, dass Ärzte und Pflegepersonal – bewusst oder unbewusst – zwischen angenehmen und unangenehmen bzw. beliebten und unbeliebten Patienten unterscheiden und ihre Pflegeintensität entsprechend verteilen. Nun ist der sogenannte „schwierige Patient" sicherlich ein Extremfall des unangenehmen Patienten. Er stellt das Gegenstück zum Idealpatienten dar. Bevor im Folgenden die Eigenschaften schwieriger Patienten dargestellt werden, sollen im Kontrast dazu, Merkmale des „Idealpatienten" benannt werden. In der zugespitzten Kontrastierung sind Unterschiede eher zu erkennen und verborgene Überforderungstendenzen werden deutlich.

■ Charakteristika eines „Idealpatienten"

Eigenschaften des „Idealpatienten"

- Der „ideale Patient" scheint sich unter Aufgabe der eigenen Person den persönlichen und arbeitsspezifischen Bedürfnissen des Personals anzupassen.
- Er scheint den Erwartungen, die aus medizinischer Sicht an ihn gestellt werden, zu entsprechen.
- Er zeigt eine optimale Compliance im diagnostischen und therapeutischen Prozess.
- Er erträgt schmerzhafte oder anderweitig unangenehme diagnostische Verfahren.
- Er kooperiert aktiv im Rehabilitationsprozess.
- Er akzeptiert die Dialyseregeln.
- Er weist eine ausreichende emotionale Stabilität auf.
- Er arbeitet aktiv mit dem familiären System zusammen.
- Er bleibt handlungsfähig, d. h., er vermag realistisch, wirklichkeitsnah und selbstverantwortlich zu denken und zu handeln.
- Er tritt selbstbewusst auf und versprüht Motivation und Optimismus.
- Er erkennt die Autorität des Pflegepersonals und der Ärzte an und unterwirft sich quasi widerstandslos ihren Anordnungen und Maßnahmen.

- Er verzichtet auf störende Eigenarten und Bedürfnisse, zeigt Vertrauen und Dankbarkeit.
- Er antwortet ehrlich, rückhaltlos und umfassend, wenn er gefragt wird, sagt selbst aber nichts, wenn er nicht gefragt wird, und ist mit dem Maß an Kommunikation zufrieden, das ihm zugebilligt wird.

Hier wird zugleich die Schattenseite dieses Idealpatienten deutlich: Er zeigt zwar eine hohe Bereitschaft zur Adaption, aber manchmal um den Preis eines Verzichtes zur Entwicklung einer Selbstverantwortlichkeit. Insofern könnte dieser „ideale Patient" ebenso als „schwierig" eingestuft werden, weil er in einer passiven Duldung verharrt, die eine initiative Compliance ausschließt.

9.1 Merkmale des „schwierigen" Patienten

Im Gegensatz dazu erscheinen „schwierige Patienten" geradezu den Prototyp eines unmanierlichen Menschen darzustellen, denn sie

Wie „schwierige" Patienten erlebt werden

- fragen „zu viel",
- passen sich nicht an,
- lehnen Untersuchungen und Behandlungsvorschläge ab,
- zeichnen sich durch eine überkritische Haltung aus,
- reagieren nicht in üblicher Weise oder unerwartet,
- kritisieren Ärzte, Pflegepersonal, Krankenhaus und Praxis,
- erscheinen misstrauisch und uneinsichtig, gebärden sich aggressiv,
- sind unhygienisch, schamlos und grenzüberschreitend und
- sie scheinen undankbar zu sein.

Hinzu kommt

- eine schlechte Motivierbarkeit – und daher abträgliche Compliance,
- eine ängstlich-hypochondrische Grundhaltung,
- die Neigung zur Apathie, Bequemlichkeit, „Klebrigkeit",
- ein Hang, zu hohe Anforderungen an die Zuwendung des Teams zu stellen, und
- die Bereitschaft zur Konfrontation der Dialysemitarbeiter mit ihren persönlichen und professionellen Grenzen.

Zusammenfassend lässt sich sagen: Der schwierige Patient löst innere Widerstände aus, hemmt den Betrieb, kostet viel Zeit und frustriert Ärzte und Pflegepersonal. Er fordert alle Verantwortlichen in besonderer Weise. Routinen des Alltags werden in Frage gestellt und Zeitrhythmen gestört. So schwierig das Verhalten eines Patienten in der konkreten Situation sein mag, wichtig ist es, sich bewusst zu machen, dass es auch Ausdruck einer

Befindlichkeit aufgrund einer existenziellen Bedrohung darstellt. So vermeidet man, den Menschen in seiner Person insgesamt infrage zu stellen und sein Verhalten eher als Symptom zu verstehen und nicht als charakterliches Defizit.

Die Vielfalt der Erscheinungsformen „schwierigen Patientenverhaltens" lässt sich systematisieren, ohne dabei die Vielfalt individueller Ausprägungen zu übersehen. Das Pflegepersonal kann vor dem Hintergrund solcher Kategorisierung möglicherweise ein erstes diagnostisches Verstehen anbahnen und mögliche Interventionen planen. Schwierige Patienten können (Groves 1978) in vier Gruppen eingeteilt werden, nämlich:
1. die Abhängigen;
2. die Forderer;
3. die Ablehner und
4. die Selbstdestruktiven.

Im Folgenden werden die spezifischen Merkmale und Verhaltensweisen vorgestellt.

9.1.1 Einteilung schwieriger Patienten

Der abhängige Patient

Der abhängige Patient

Die abhängigen Kranken fordern extrem viel Aufmerksamkeit, dies reicht von flehendem Bitten um Präsenz bis hin zur Forderung nach dauerhafter Zuwendung. In diese Gruppe gehören auch die sogenannten „Dauerredner". Hinter diesem Verhalten stehen oft lebensgeschichtlich begründete Vernachlässigungs- und Trennungsängste. Diesen Kranken sollten die Grenzen der Verfügbarkeit ganz behutsam aufgezeigt werden, um eine weitere Verstärkung ihrer Ängste zu verhindern.

Günstig ist es, für diese Gruppe einen durchsichtigen Behandlungsrahmen anzubieten, den sie überblicken und an den sie sich halten können. Eine solche sichernde, den Patienten mit einbeziehende Art der Patientenführung kann bei diesen Kranken oft genügen, um den Teufelskreis zwischen dem übersteigerten Wunsch nach Versorgung und der darauf antwortenden Abwehrreaktion des Behandlungsteams aufzubrechen.

Der fordernde Patient

Der fordernde Patient

Dieser Patient steht auf dem Standpunkt, nicht die beste ihm zustehende und dem Wert seiner Persönlichkeit entsprechende Behandlung zu erhalten. Oft übt er einen entsprechenden Druck aus (z. B. durch Verleumdungen, gerichtliche Androhungen, Kampf um die Fernsehbedienung, um das Öffnen/Schließen des Fensters). Dieses Verhalten führt zu entsprechenden Gegenreaktionen beim Pflegepersonal und bei Mitpatienten.

Hinter der Haltung dieser Patienten steht häufig die Angst vor der eigenen Wertlosigkeit. Ziel des Umgangs mit solchen Patienten muss es daher sein, ihr Selbstwertgefühl in jeder Form zu heben und auf die besondere Qualität der Diagnostik und Therapie, die man ihnen zukommen lässt, hinzuweisen. Ein Beispiel soll dies verdeutlichen:

Fallbeispiel
Dr. B. berichtet: Herr W., 52 Jahre alt, seit 3 Jahren Dialysepatient, ist nur am rummeckern. Das Fachpersonal kann ihm nichts recht machen – egal was man tut, es ist immer falsch. Jetzt liegt Frau Z. neben ihm, auch sie ist eine sehr unzufriedene Patientin. Wir haben sie nebeneinander gelegt im Glauben, dass sie ihren Frust gegenseitig abbauen können. Aber die beiden steigern sich jetzt erst richtig hinein.

Die beiden Patienten fordern offensichtlich nicht, wie es vordergründig erscheint, Veränderungen, sondern ein Ventil, um ihre angestauten Gefühle von Frust, Ärger, Wut etc. abzulassen. Arzt und Pflegende wenden sich an die beiden „Querulanten", um ihnen deutlich zu machen, wie ihr Verhalten vom Personal erlebt wird und wie man beabsichtigt, künftig damit umzugehen.

> **Praxistipp**
>
> „Seit Wochen versuchen wir nun schon, Ihre vielen Wünsche zu erfüllen. So, und jetzt ist auch unsere Geduld zu Ende. Wir können Ihnen Ihre Gesundheit nicht zurückgeben, und dass Sie darüber wütend sind, können wir durchaus verstehen. Aber wir und Ihre Mitpatienten sind mittlerweile genervt und möchten Ihnen einen Vorschlag machen: Sie haben täglich eine halbe Stunde Zeit, um ihren Frust abzulassen. Danach möchten wir auch zum Schutz der änderen Patienten kein Meckern mehr hören."

Der ablehnende Patient

Der ablehnende Patient konfrontiert das Personal mit immer neuen Symptomen, Beschwerden und anderen Widrigkeiten. Dieses Verhalten entspringt einer tiefen Angst, die versorgenden Pflegekräfte, auf die diese Kranken sehr angewiesen sind und denen sie sich innerlich stark verbunden fühlen, zu verlieren. Oftmals verlangen sie, stets von derselben Pflegekraft punktiert zu werden, oder eine andere Pflegende wird brüsk zurückgewiesen. Dieses Verhalten ist nicht einfach unter den Begriff „Hypochondrie" zu fassen, weil es einer tiefen, existenziellen Verlustangst entspringt. In der Lebensgeschichte solcher

Patienten handelt es sich oft um Störungen der psychischen Entwicklung durch einen fortgesetzten Wechsel der Beziehungspersonen. Dieser Angst vor der Brüchigkeit und Wechselhaftigkeit mitmenschlicher Beziehungen muss Rechnung getragen und ein häufiger Wechsel der Bezugspersonen vermieden werden.

Der selbstdestruktive Patient

Der selbstdestruktive Patient

Diese Patienten haben häufig alle Hoffnung auf die Erfüllung ihrer Lebenswünsche aufgegeben. Sie sehen in der Selbstzerstörung den einzigen Weg zur Selbstbehauptung. Vielfach handelt es sich um Menschen, die in der Kindheit oft misshandelt wurden. Sie projizieren ihre Vernichtungswünsche auf die Pflegekräfte und Ärzte, lösen aggressive Reaktionen aus und erschweren die Behandlung.

Warum ein Patient als „schwierig" erlebt wird

■ **Wie kommt es zu der Kategorisierung „schwieriger Patient"**
Einzelne Informationen über den Patienten werden nicht in additiver, objektiver Weise aneinandergereiht, sondern zu einem ganzheitlichen „stimmigen" Bild verarbeitet. Dies geschieht weitgehend „automatisch" ohne bewusste Kontrolle. So ist es möglich, dass wir auch über das Vorhandensein von Eigenschaften des Patienten urteilen können, von deren Existenz wir „objektiv" eigentlich gar nichts wissen können.

- Unzureichendes Wissen über Entstehung und Ausdrucksformen von Angst und daraus resultierende Hilflosigkeit im Umgang mit der Angstreduktion des Patienten.
- Individuelles berufliches Selbstverständnis in der Betreuungsarbeit – mit spezifisch persönlichkeitsabhängigen Interventionsformen gegenüber schwierigen Patienten, z. B. mit der Folge einer fehlenden Distanzierung, wenn das Verhalten des Patienten persönlich genommen wird (Ablehnung, Abwertung der Professionalität).
- Verdrängung bestimmter Themen (latente Todesbedrohung, Frustration, Grenzerfahrungen durch die Situation des Patienten). Wenn die Betreuenden auf das Thema des Patienten nicht eingehen, ist häufig ihre eigene Angst die Ursache.
- „Emotional funktionieren zu müssen" überfordert Patienten und Fachkraft oft.

Das folgende Beispiel stellt eine Patientensituation dar, in der Patient und Pflegekraft aus ihrer Überforderung heraus handeln.

Fallbeispiel
Schwester M. berichtet: Heute ist mein erster Tag nach einer sechswöchigen Kur. Ich bin schon ganz gespannt, was die anderen Kollegen zu erzählen haben. Bei der Übergabe erfahre ich,

dass es einen neuen Patienten gibt, der alle Schwestern ziemlich nervt: „Ein Akademiker, der eigentlich vom Intellekt her verstehen müsste, wie er sich zu verhalten hat", erklärt mir meine Kollegin C.

Auf Nachfrage erfahre ich mehr über den Patienten: „Er arbeitet in einem Architekturbüro, sein Beruf ist sein zentraler Lebensinhalt." Vor etwa 5 Wochen musste er nach einem Zusammenbruch akut dialysiert werden. Er ist von Anfang an sehr verschlossen, nimmt keinen Blickkontakt auf, erzählt nichts von sich, lehnt jede Beratung ab, isst und trinkt wie es ihm schmeckt. Und hält alle, auch die Ärzte, für inkompetent. Dies teilt er in einem solch aggressiven Ton mit, dass die meisten versuchen, ihm möglichst aus dem Weg zu gehen.

■ ■ Auswertung

Wenn die Verleugnung brüchig wird, setzen oft massive Aggressionen und Schuldzuschreibungen ein. Dahinter steht erstens die Angst, in einer großen Abhängigkeit von wichtigen Menschen verlassen zu werden, und zweitens eine existenzielle Angst vor der neuen bedrohlichen Situation (▶ Abschn. 4.1.2 Phasen der Krankheitsverarbeitung).

In dieser Zeit kommt es zu Reaktionen seitens des Pflegeteams, es zieht sich zurück. Beim Umgang mit solchen Verhaltensweisen von Patienten ist zu bedenken, dass es sich um eine Reaktionsweise handelt, die aus dem persönlichen Erleben der Krankheit zu verstehen ist. Seine Aggression richtet sich gegen das Dialysefachpersonal, das als „Klagemauer" fungiert. Sie macht es möglich, all seine Wut und Verzweiflung zu äußern, die der Verlust seiner Gesundheit auslöste.

9.2 Schwierige Patienten: Wahrnehmung oder „Wahrgebung"?

Die Wahrnehmung von Patienten, ihre Einteilung in „schwierige und angenehme" Patienten wird neben den aus dem Praxisalltag bezogenen Einteilungen (▶ Abschn. 9.1) auch von wahrnehmungspsychologischen Parametern bestimmt. Wahrnehmung im alltäglichen Verständnis scheint ein selbstverständlicher rezeptiver Vorgang zu sein, wir nehmen wahr, was uns augenscheinlich gegeben ist. Dabei wird im Vergleich unterschiedlicher Wahrnehmungen des scheinbar objektiv gleichen Sachverhalts schnell deutlich, dass unterschiedliche Beobachter oftmals ganz unterschiedliche Wahrnehmungen machen.

Wahrnehmung ist offensichtlich ein ganz aktives Geschehen, das von subjektiven Bewertungen bestimmt wird. Im Hinblick auf den schwierigen Patienten kann dies bedeuten, dass Schwester A. den Patienten B. ausgesprochen sympathisch findet, währenddessen Kollegin C. ihn als ausgesprochen unbequem erlebt.

Wahrnehmung: Ich sehe, was ich weiß!

Im Folgenden sollen einige wahrnehmungspsychologische Aspekte vorgestellt werden, die in Begegnung mit Patienten wirksam sein können.

■ **Der „Halo-Effekt"**

Jede Informationen, die wir über einen Patienten haben (oder zu haben glauben), beeinflusst alle weiteren Informationen, die wir in der Folge über diese Person noch bekommen (Goldstein 2002). Jede neue Information wird dann „im Lichte" der bereits vorhandenen interpretiert. Vorinformationen bilden einen „Verständnisrahmen", in den alle nachfolgenden Eindrücke einzuordnen sind („Halo-Effekt").

■ **Implizite Persönlichkeitstheorien**

Halo-Effekt

Die Ganzheitlichkeit des entstehenden Persönlichkeitsbildes sorgt dafür, dass wir uns auch in der Lage fühlen, (Informations-)Lücken in unserem Bild durch Plausibilitätsschlüsse auszugleichen (Watzlawick 1988). Wir „wissen", dass warmherzige Menschen meist auch großzügig, gutmütig, humorvoll, beliebt oder menschenfreundlich sind, was hingegen bei „kalten" Menschen seltener der Fall ist. Dieses „Wissen" um die Zusammenhänge von menschlichen Eigenschaften ist uns häufig nicht bewusst und wird deshalb „implizite Persönlichkeitstheorie" genannt. Es aktualisiert sich lediglich bei konkreten Entscheidungen und ist stark durch den „gesunden Menschenverstand" und unsere „Menschenkenntnis" stereotypisiert.

Implizite Persönlichkeitstheorien

Bestimmte Ursachen vorauszusetzen, ist sind keineswegs ein individueller „Fehler" oder zufälliges Ereignis, ihnen scheinen psychologische Gesetzmäßigkeit zugrunde zu liegen (► Abschn. 6.5.2 Beobachter-Akteur-Effekt), d. h., es handelt sich nicht um individuelle singuläre Ereignisse, sondern um generalisierungsfähige Wahrnehmungsweisen. Diese Wahrnehmungspräferenzen bestimmen den Umgang mit allen Patienten – sie wirken in spezifischer Weise jedoch erschwerend beim schwierigen Patienten. Dass dies so ist, stellt nicht das eigentliche Problem dar. Die Problematik tritt nur dann auf, wenn diese Präferenzen quasi „unbewusst" wirken, weil sie dann nicht einer Thematisierung und in Folge einer Bearbeitung zugeführt werden können. Ein erster Schritt zur Bewusstmachung besteht in einer Analyse der möglichen Gründe für das abweichende Verhalten des Patienten.

Notwendigkeit von Selbstreflexivität

Am Anfang der Begegnung sollte deshalb die Frage stehen: Erlebe nur **ich** den Patienten als unbequem, schwierig oder problematisch, obwohl aus seiner Perspektive sein Verhalten durchaus verständlich und legitim ist? Bei einer ersten Überprüfung könnte versucht werden, den „Problemort" zu bestimmen, etwa mit der Frage: „Wer hat hier eigentlich das Problem?" Nicht selten wird dies eindeutig zuungunsten des

Patienten entschieden. Der Patienten wird als psychopathologisch strukturierte Persönlichkeit betrachtet, dessen Verhalten sich aus dieser „psychischen Gestörtheit" ableitet. Diese Erklärung trifft jedoch wahrscheinlich nur für die Minderzahl der sogenannten schwierigen Patienten wirklich zu.

Eine weitere Hilfe bietet in vielen Fällen eine Anamnese, die Aufschlüsse darüber gibt, ob es sich um einen Menschen handelt, der nicht nur als chronisch Kranker Probleme bereitet, sondern auch im Alltagsleben als schwierig gilt. Manche Patienten haben ein hohes, aber im Grunde durchaus begründetes Informationsbedürfnis, nicht selten in Verbindung mit einer kritischen Grundhaltung. Manche Patienten wachsen mitunter erst Verlauf ihrer „Krankenkarriere" in die Rolle des schwierigen Kranken hinein, weil ihre Erfahrungen schlecht oder enttäuschend waren.

Der Status des schwierigen Patienten kann ferner Ausdruck anderer Störungen und Krankheitsbilder, wie z. B. depressiver oder aggressiver Verstimmungszustände, sein, die einem bestimmten Stand seiner Krisenverarbeitung entsprechen. Bei allen Erklärungsversuchen muss allerdings immer bedacht werden, dass auch egoistische Momente oder/und eine überzogene Anspruchshaltung der Grund für das schwieriges Verhalten sein können. Wichtig ist es, sich klarzumachen, dass ein Patient häufig nur deshalb als schwierig erlebt wird, weil er auf ein Behandlungsteam mit inadäquaten Erwartungen trifft.

> **Die zunächst „sonderbaren" Verhaltensweisen „schwieriger Patienten" sind als Symptome – und nicht als absichtliche, unliebsame Störung des Dialysealltags zu verstehen. Nur dann kann es gelingen, auch schwierige Patienten durch Gespräche und medizinisch notwendige Maßnahmen befriedigend zu begleiten.**

■ **Praxistipp: Umgangsformen mit schwierigen Patienten**

Pflegekräfte und Ärzte geraten durch das widerständige und zum Teil unverständliche Verhalten der Patienten in Situationen der Hilflosigkeit. Ihr Handlungsrepertoire scheint erschöpft, in ohnmächtiger Verzweiflung bleibt oftmals nur noch die aggressive Offensive (Versuch der Einschüchterung des Patienten) oder der resignative Rückzug. In solchen Situationen scheint die ganze Person in ihrem beruflichen und persönlichen Selbstverständnis zur Disposition zu stehen. Welche Hilfen gibt es, mit solchen Überforderungen zurechtzukommen, ohne dass die subjektiv erlebten Kränkungen und Verletzungen durch das Gegenüber als individuelle Defizite erlebt werden? Wie kann verhindert werden, dass durch solche „Misslingenserlebnisse" das berufliche Selbstverständnis destabilisiert wird?

Anamnese unterstützt Verstehen

Hilfen für die Arbeit mit schwierigen Patienten

Praxistipp

> Zunächst einmal ist es notwendig, zwischen den Aktionen des Patienten und deren Auswirkungen zu unterscheiden. Unumgänglich ist es, eine Distanz in der Begegnung wirken zu lassen, erst so wird der Blick frei für eine professionelle diagnostische Haltung. Es gilt, sich bewusst zu machen, dass der Patient als chronisch Kranker in einer bestimmten Lebenssituation so und so handelt, und erst vor dem Hintergrund seiner Erfahrungen ergibt dieses Handeln einen „Sinn".

Dieses Verstehen ist allerdings nicht leicht zu erreichen. Die Komplexität der Begegnungssituation mit all ihren Bedingungen erschwert einen verstehenden Zugang. Hinzu kommt, dass es eine Reihe von „Vorgeschichten" gibt, welche die jeweils besondere Situation bestimmen, ohne dass die betroffene Pflegekraft diese kennt. Die Begegnungen zwischen Pflegepersonal und Patienten ereignen sich nicht voraussetzungslos. Jeder der Beteiligten bringt individuelle Erfahrungen, subjektive Vorlieben und Abneigungen in die Situation mit ein, insgesamt eine Fülle von „Vorgeschichten", die die Begegnung konfigurieren und die Wahrnehmung des Gegenübers bestimmen. Nicht selten werden Patienten schon deshalb als „schwierig" eingestuft, weil sie als solche schon „angekündigt" wurden.

Distanz ermöglicht Überblick

Das Gelingen einer professionell gestalteten Begegnung hängt also in hohem Maße zunächst einmal von der „Wahrnehmungskompetenz" der Pflegekraft ab. Ihre Interventionen gegenüber dem Patienten werden von ihren heimlichen oder öffentlichen „Wahrnehmungstheorien" geleitet, frei nach dem Satz: „Ich sehe, was ich weiß!", ohne dabei zu bedenken, dass die eigene Wahrnehmung schon immer „theoriegeleitet" ist und nicht überprüft wurde, ob eine wirksame Theorie auch die passende Hilfe für die jeweilige Situation bietet.

Worüber man sprechen sollte

Schwierige Themen in der Dialyse

Uwe Hoppenworth und Christina Sokol

© Springer-Verlag GmbH Deutschland 2018
C. Sokol, U. Hoppenworth (Hrsg.), *Betreuung von Dialysepatienten*,
https://doi.org/10.1007/978-3-662-56357-1_10

In der Dialyse treffen täglich chronisch erkrankte Patienten sowie Pflegekräfte aufeinander. Für das Fachpersonal ist das der frei gewählte Arbeitsplatz, für die Patienten dagegen ist es ein Ort, der für sie lebenserhaltend und lebensbeschränkend zugleich ist. In dieser Ambivalenz finden die Begegnungen und Verständigungen zwischen Pflegepersonal und Patienten statt. Die Pflegenden können sich ihre Patienten nicht aussuchen, und die Patienten müssen im Allgemeinen mit der Pflegekraft vorlieb nehmen, die ihnen zugewiesen wurde, unabhängig davon, ob die „Chemie" zwischen ihnen stimmt oder nicht.

In diesen, von statusdifferenten Positionen bestimmten Begegnungen sind bestimmte Themen nur schwer zu etablieren, wenn sie die Versorgungsqualität gefährden. In der Folge verhalten sich Patienten strategisch, schwierige Themen werden verdrängt oder treiben auf „Hinterbühnen" ihr schwer zu verstehendes Spiel. Im Folgenden werden verschiedene Themen aus dem Bereich der „Hinterbühne" einer Dialyse vorgestellt und Möglichkeiten aufgezeigt, mit ihnen so umzugehen, dass eine bearbeitungsfähige Ebene der Verständigung entsteht. Problematisch an diesen Themen ist nicht ihre Brisanz, problematisch werden sie nur dann, wenn sie in den „Untergrund" abgeschoben werden und sich so der bewussten Bearbeitung entziehen.

10.1 Geschlechterrollen: Geschlechtsneutralität gibt es nicht!

Patienten und Fachpersonal begegnen sich im Dialysealltag immer auch in der jeweiligen Geschlechtsrolle, mit allen damit verbundenen Dynamiken in der Beziehungsgestaltung. Den weiblichen und männlichen Pflegekräften oder auch Ärzten und Ärztinnen ist dies eine Selbstverständlichkeit – ihre Bedeutung für die Beziehungsdynamik wird allerdings nicht selten unterschätzt. Eine einheitliche Kleidung und ein medizinisch-technisch bestimmtes Ambiente scheinen mögliche Irritationen von vornherein auszuschließen. Wie ist diese Ausblendung eines Wirkungszusammenhanges zu verstehen?

Frauen und Männer in der Dialyse

Die oftmals über Jahre bestehende Zugehörigkeit der Patienten zur Station erzeugt unter den Beteiligten eine fast heimische Atmosphäre, die zwischen Patienten und Pflegepersonal ein fast intimes Vertrauensverhältnis etabliert. Distanzwahrende Grenzziehungen werden dann schwierig, wenn z. B. männliche Patienten dies zu sexuell gefärbten Grenzüberschreitungen ermuntert, von denen die weiblichen Pflegenden dann überrascht werden und in fassungsloser Hilflosigkeit zumeist keine adäquaten Reaktionen finden.

Praxistipp

- Zunächst gilt es, dem Patienten unmissverständlich zu
  verstehen zu geben, dass dies als gravierende Grenzüber-
  schreitung erlebt und unter keinen Umständen geduldet wird.
- Wichtig ist es weiterhin, diesen Vorfall den anderen
  Kollegen mitzuteilen, um dieses Thema durch die
  Veröffentlichung einer Tabuisierung zu entziehen. Im
  Team kann dann, in Absprache mit den Ärzten, über
  Umgangsweisen bei künftigen ähnlichen Übergriffen
  gesprochen werden. In besonders heftigen Einzelfällen
  kann durchaus auch mit einem Verweis aus der Dialyse
  gedroht werden.
- Eine weitere Möglichkeit des Umgangs kann darin
  bestehen, dass dieser Patient von einer männlichen
  Pflegekraft betreut wird.

10.2 Du oder Sie? Formen der Ansprache

Nicht selten duzen Patienten ihr Gegenüber, ohne dass darüber
eine Verständigung stattgefunden hat. Die eine Pflegekraft empfindet dies als Anmaßung, die andere geht humorvoll darüber
hinweg oder verweist den Patienten auf die in der Dialyse übliche
Sprachregelung. Wie immer im Einzelfall verfahren wird, wichtig
ist im Sinne der Kollegialität, dass im Team eine konsensfähige
Absprache getroffen wird, um zu verhindern, dass das „Du" oder
„Sie" von Patienten (und Pflegepersonal) für strategische Zwecke verwendet wird. Wenn beispielsweise der eine Patient von
Schwester S. geduzt wird, der andere Patient aber nicht, obwohl
er vielleicht ebenso lange in der Dialyse ist, drückt sie möglicherweise damit mehr Nähe zum Patienten aus. Weiterhin kommt
es vor, dass Patienten die Pflegekräfte duzen, obwohl diese sich
dagegen verwehren. Wie sollte damit umgegangen werden?

Sprachliche
Grenzverletzungen

Praxistipp

- Eine deutliche Position beziehen und klar formulieren, wie
  man es halten möchte.
- Einheitliche Absprachen im Team erleichtern solche
  Regelungen, die einzelne Pflegekraft kann auf eine von
  ihrer Person unabhängige Regel verweisen.
- Wenn der Patient trotz allen guten Zuredens bei seiner
  sprachlichen Grenzüberschreitung bleibt, sollte man
  versuchen, es nicht zu persönlich zu nehmen und
  konsequent an der vereinbarten Regelung festhalten.

10.3 Mangelnde Hygiene

Zumutungen im Bereich der Körperpflege

Mitunter kommt es vor, dass Patienten auffällig werden, weil sie nicht einmal ein Minimum an Hygiene einhalten. Unangenehmer Körpergeruch, schmutzige Bekleidung, vernachlässigte Körperpflege o. Ä. machen es den Pflegekräften schwer, sich dem Patienten zuzuwenden. Auch wenn die betreffenden Patienten daraufhin angesprochen werden, verändern manche diesen Zustand nur vorübergehend oder gar nicht. Für die Mitpatienten stellt dies ebenfalls eine schwere Belastung dar.

Praxistipp

- Es gibt Patienten, die aufgrund der Harnstoffgerüche den eigenen Geruch nicht mehr als unangenehm wahrnehmen. Hier könnte eine einfühlsame Rückmeldung hilfreich sein.
- Klären: Ist der Patient überhaupt (physisch, psychisch) in der Lage, sich angemessen zu pflegen? Hat er im häuslichen Bereich überhaupt die Möglichkeiten dazu, gibt es z. B. eine Waschmaschine? Wie ist das Bad ausgestattet? Gegebenenfalls kann der zuständige Bezirkssozialarbeiter verständigt werden, um entsprechende Abhilfe zu schaffen. Nicht zuletzt sollte man sich auch die Frage stellen, was der Patient mit diesen Signalen der Verwahrlosung möglicherweise mitteilen möchte (der desolate Zustand könnte z. B. eine unglückliche Bemühung um Zuwendung oder Abgrenzung sein).

10.4 Dialysieren – ohne Zustimmung des Patienten

Umgang mit schwierigen berufsethischen Fragen

Es gibt Patienten, die nicht aus eigenem Entschluss in der Dialyse erscheinen. In solchen Fällen wurde die Therapie von den Angehörigen gefordert oder auch aus ärztlicher Sicht indiziert. Man kann sich leicht vorstellen, dass durch solche Patienten eine besondere Pflegesituation etabliert wird, die an eine Gratwanderung erinnert. Einerseits gibt es die Verpflichtung, den Pflegeauftrag zu erfüllen, andererseits sind die Bedürfnisse und Gefühle des Patienten zu respektieren.

Wie kann man sich in einer solchen Situation so verhalten, dass beide Seiten des Problems berücksichtigt werden?

> **Praxistipp**
>
> - Falls die Angehörigen die Dialyse veranlasst haben, könnte
>   eine Konfrontation jener mit der konkreten Dialysestation
>   zu einem veränderten Verständnis führen.
> - Bei medizinischer Indikation hilft es, sich über die
>   vorliegende Verantwortlichkeit klar zu werden. Manche
>   Entscheidungen sind einfach nicht verhandlungsfähig.
>   Erforderlich ist an dieser Stelle die Fähigkeit, mit
>   divergenten Ansprüchen umzugehen, ohne die
>   eigene Position (Patientenorientierung) grundsätzlich
>   aufzugeben.
> - Hilfreich ist es, die eigene Position mit Kollegen und
>   Ärzten auszutauschen („um aus seinem Herzen keine
>   Mördergrube zu machen"). Im Austausch mit Kollegen
>   zeigt sich zumeist, dass es den anderen ähnlich ergeht.
>   Dies entlastet und lässt das eigene Unbehagen nicht
>   länger nur als individuelles Problem erscheinen.

10.5 Ausländische Patienten

Mit ausländischen Patienten entstehen teilweise Verständigungs-
probleme. Neben den sprachlichen Problemen gibt es verschiedene kulturelle Eigenarten, die zu heftigen Missverständnissen
führen können. In manchen Kulturen steht z. B. der Kranke im
Mittelpunkt der Familie. Diese Erfahrungen werden in die Dialyse übertragen und der Betroffene reagiert enttäuscht und
aggressiv, wenn seine Erwartungen nicht erfüllt werden. Auch
körpersprachliche Ausdrucksformen sind kulturell bestimmt und
werden nicht immer richtig gedeutet (Gesten, Mimik, Lautstärke
u. Ä.).

Begegnung mit fremden Kulturen

> **Praxistipp**
>
> - Hilfreich ist es, wenn Familienangehörige als Dolmetscher
>   fungieren können. Die Pflegekräfte können sich bei ihnen
>   über die Bedeutung bestimmter nonverbaler Signale oder
>   Gewohnheiten informieren.
> - Gibt es keine Familienangehörigen, die übersetzen
>   können, bietet es sich an, sich mit den entsprechenden
>   Institutionen (Sozialamt/Sozialarbeiter) in Verbindung zu
>   setzen.

Selbstfürsorge

Zwischen Hinwendung und Abgrenzung in der Betreuung

Uwe Hoppenworth und Christina Sokol

© Springer-Verlag GmbH Deutschland 2018
C. Sokol, U. Hoppenworth (Hrsg.), *Betreuung von Dialysepatienten*,
https://doi.org/10.1007/978-3-662-56357-1_11

11.1 Selbstwahrnehmung und berufliches Selbstverständnis

Die Versuche der Patienten, einen erträglichen Umgang mit der Erkrankung zu finden (z. B. Bewältigungsaktivitäten und Abwehrbemühungen), sind auf die Zuwendung und Unterstützung der Dialysemitarbeiter geradezu angewiesen. Diese Zuwendung wird nicht nur erwartet, sondern oft vehement eingefordert. Zwischen Fachpersonal und Patienten kann im Verlauf der oftmals jahrelangen Behandlung zwar eine tiefe, vertrauensvolle Beziehung entstehen, die aber immer wieder durch verschiedene Erschütterungen belastet wird. Progrediente Krankheitsverläufe, Trennungserfahrungen durch sterbende Patienten und ausbleibende Erfolgserlebnisse im Sinne von Heilung können vom Fachpersonal als Kompetenzeinbrüche erlebt werden.

Zusammenhang: Selbstwertgefühl und berufliches Selbstverständnis

Andere Belastungsfaktoren sind in der Persönlichkeitsstruktur des Fachpflegepersonals selbst begründet. Beispielsweise dann, wenn die eigenen Wünsche nach Nähe, Zuwendung und Anerkennung verbunden mit einem instabilen Selbstwertgefühl im Beruf ausgelebt oder kompensiert werden sollen. Die Hilfsbedürftigkeit der Patienten befriedigt dann die Wünsche danach, „gebraucht zu werden und wertvoll zu sein" (Schmidtbauer 1999). Diese „Helfersymptome" provozieren Auseinandersetzungen mit Patienten, die nach Unabhängigkeit streben. Erschwert werden Gespräche mit Kollegen und Patienten auch durch den chronischen Zeitmangel, Personalfluktuation, Konkurrenz unter Kollegen etc.

Stärkung des Selbstwertgefühls

Die Gestaltung der Pflegebeziehung wird entscheidend vom beruflichen Selbstverständnis und Selbstwertgefühl der verantwortlichen Pflegekraft bestimmt. Die Bewertung der eigenen Fähigkeiten und Emotionen beeinflusst die Selbst- und Fremdwahrnehmung. Eine Pflegekraft empfindet sich z. B. als leistungsfähig, wenn eine Punktion gelingt, und erlebt es als kränkende Ablehnung, wenn ein Patient eine Kollegin bevorzugt. Selbsterfahrung ist deshalb ein wichtiges Moment in der Qualifikation des Fachpersonals: Sie ermöglicht eine differenziertere Selbstwahrnehmung und macht Mut, den eigenen Gefühlen zu trauen. Schließlich bereitet Selbsterfahrung auch darauf vor, die eigenen Fähigkeiten und Begrenzungen so weit zu erkennen, dass in der Beratungssituation die eigenen Probleme nicht die des Patienten überlagern. Die Pflegekraft kann sich auf die Probleme des Patienten konzentrieren und bleibt aktionsfähig.

- Sehen Sie Ihre positiven Seiten: Erinnern Sie sich an das, was Sie in Ihrem Beruf gut können, was gelingt. Was mögen Sie an sich besonders gern? Loben Sie sich selbst!
- Immer wenn negative Gedanken auftauchen und Sie nicht abschalten können, halten Sie imaginär ein Stoppschild hoch, schneiden Sie mit einer Schere die Verbindung zu den Grübeleien durch, schlagen Sie eine Tür hinter sich zu, wenn Sie eine unerfreuliche Situation des Berufsalltags hinter sich lassen wollen.
- Verabreden Sie sich mit Freunden, aktivieren Sie Ihren Körper, lenken Sie sich ab.
- Überprüfen Sie Ihre Selbstwahrnehmung: Welche Ausreden oder Legitimationen („Glaubenssätze") haben Sie sich selbst gegenüber, um beziehungsstörende Einflussfaktoren zu bearbeiten?

Typische negative Legitimationen sind:

- Ich bin eben so!
- Ich kann das sowieso nicht!
- Das hat sowieso kein Sinn mehr!
- Das bringt doch gar nichts!
- Ich habe die Zeit nicht dafür!
- Warum soll ich noch auf Weiterbildung gehen?

Diese Liste ließe sich beliebig fortsetzen. Und hinter jeder Legitimation stehen sicherlich durchaus wichtige Gründe – aber auch die wichtigsten Gründe sind nicht zeitlos. Sie waren einst sinnvoll zur Bewältigung bestimmter schwieriger Situationen. Was irgendwann einmal vernünftig war, steht heute als „Konserve" einer notwendigen Entwicklung beruflicher Kompetenz im Wege. Gefragt sind Mut und Entschlossenheit, Spontaneität und Kreativität in der Begegnung. Notwendig ist ein Prozess der „Ent-Selbstverständlichung" tradierter Rollenmuster im Pflegeberuf.

Aber wie kann etwas bewusst werden, was über viele Jahre selbstverständlich geworden ist? Dabei können Störungen einen hilfreichen Anlass bieten, die persönlichen Routinen alltäglichen Handelns bewusst zu machen und die ihnen zugrundeliegenden naiven Theorien (Selbstkonzepte) aufzudecken.

Ebenso wichtig ist das Wissen um die Effekte des eigenen Auftritts in der Begegnung: Wie wirke ich auf andere Menschen? Es ist erstaunlich, wie wenig Menschen etwas darüber aussagen können, wie sie auf andere wirken oder wie ihre Vorstellungen darüber sind. Die „Schere" zwischen Selbst- und Fremdwahrnehmung ist vielleicht weit geöffnet, ohne dass dem Betroffenen

Wer bin ich? Wie wirke ich?

dies bewusst ist. Worauf ist diese Unkenntnis über die eigene Person zurückzuführen? Unsere persönlichen Inszenierungsmuster (z. B. die Art, wir uns zeigen, wie wir gesehen werden möchten) sind so selbstverständlich, dass sie uns in ihrer scheinbaren Fraglosigkeit gar nicht mehr in den Blick geraten. Wenn wir uns z. B. ankleiden und uns nicht entscheiden können, welches Kleidungsstück wir auswählen, hatte schon weit vorher eine Entscheidung stattgefunden. Aus den vielen Varianten einer vorhandenen Konfektion war bereits eine bestimmte Teilmenge ausgewählt worden. Und das wirksame Kriterium war eine bestimmte Darstellungsabsicht.

In der Begegnung mit Patienten bestimmt die „Inszenierung" der Pflegenden auch den Verlauf der Kommunikation. Man kann sich leicht vorstellen, dass ein männlicher Patient auf eine für ihn attraktive Schwester anders reagiert als auf die ihm als abweisend und streng erscheinende Kollegin. Und umgekehrt spürt ein zur Verwahrlosung neigender Patient, dass der Pfleger ihm mit Distanz begegnet und dass seine Verweildauer am Bett immer kürzer wird.

In ◘ Abb. 11.1 ist der Zusammenhang zwischen den Anteilen unseres Selbstverständnisses, die uns bewusst sind, und den Anteilen, die unbewusst wirken, dargestellt.

Deutlich wird: Wesentliche Elemente unseres beruflichen und privaten Selbstverständnisses wirken unterhalb der Grenze bewusster Wahrnehmung („Eisbergphänomen"). Dies allein ist noch nicht problematisch. Schwierig wird es erst dann, wenn dieser Umstand verdrängt und damit einer Bearbeitung entzogen wird. Im selbstreflexiven Zugriff und mit Hilfe der Rückmeldungen von Kollegen und Patienten ist es möglich, den eigenen „Vorlieben" und „blinden Flecken" auf die Spur zu kommen.

Nachstehend ist eine Reihe von Fragen aufgeführt, die dabei behilflich sein können, sich selbst besser kennenzulernen:

- Wie sehe ich mich? Im Hinblick auf bestimmte Situationen? In Abhängigkeit von Stimmungen?
- Wie sehen mich die anderen? Habe ich überhaupt eine Vorstellung davon, wie ich auf andere Menschen wirke? Ist mir die Differenz zwischen Selbst- und Fremdwahrnehmung bewusst?
- Wie lebe ich? Wie habe ich meine persönliche und berufliche Wirklichkeit gestaltet, aufeinander abgestimmt? Sitze ich am „Steuer meines Lebens"? Oder lasse ich mich „steuern"?
- Wie handle ich? Wie verhalte ich mich in Konfliktsituationen? Was tue ich bei Grenzüberschreitungen? Was müssen die anderen tun, um mit mir in Kontakt zu kommen? Werde ich initiativ, um in Kontakt zu kommen?

Die Beantwortung lässt Rückschlüsse auf das wirksame Selbstkonzept zu und öffnet den Blick für biographische Voraussetzungen.

Hilfen zur Selbstreflexion

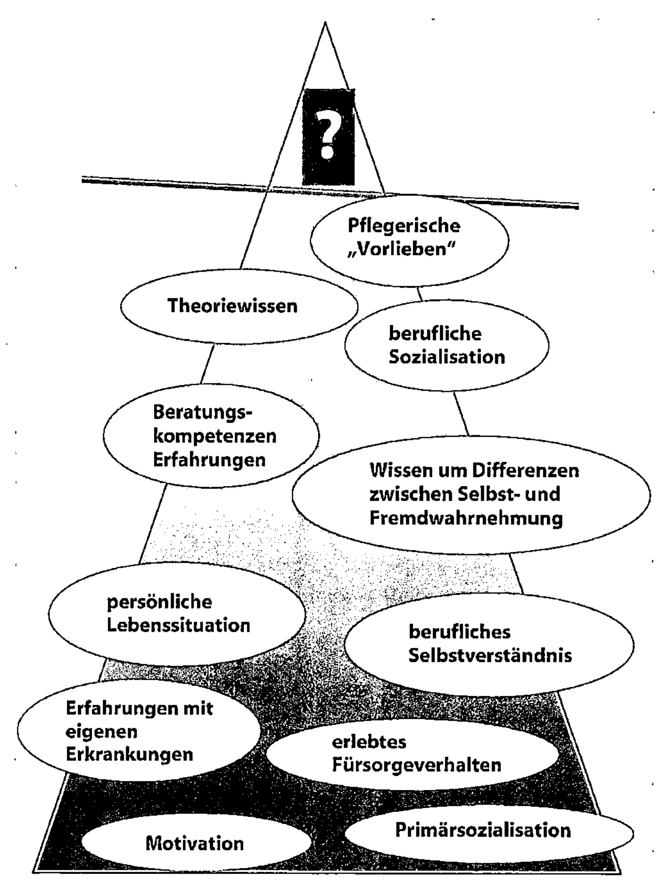

◘ Abb. 11.1 Berufliches Selbstverständnis

11.2 Feed-back – „Ich" im Spiegel der anderen

Wie kann man nun der möglichen Differenz zwischen Selbst- und Fremdwahrnehmung auf die Spur kommen? Eine Möglichkeit besteht darin, sich in seinem beruflichen Feld Rückmeldungen (Feedback) zu holen. Durch die Rückmeldungen unserer Mitmenschen erfahren wir etwas über unsere Wirkungen auf sie. Ohne diese kommunikative „Rückversicherung" blieben wir im Netz unserer sozialen Phantasien gefangen. Über die Wirkungen von Rückmeldungen bzw. fehlenden Rückmeldungen gibt ein Modell (Johari-Fenster) Auskunft. Das Johari-Fenster, benannt nach den Autoren Joe Luft und Harry Ingham, ist ein einfaches graphisches Modell, das die Veränderungen von Selbst- und Fremdwahrnehmung darstellt (◘ Abb. 11.2).

Über die Wirkung von Rückmeldungen

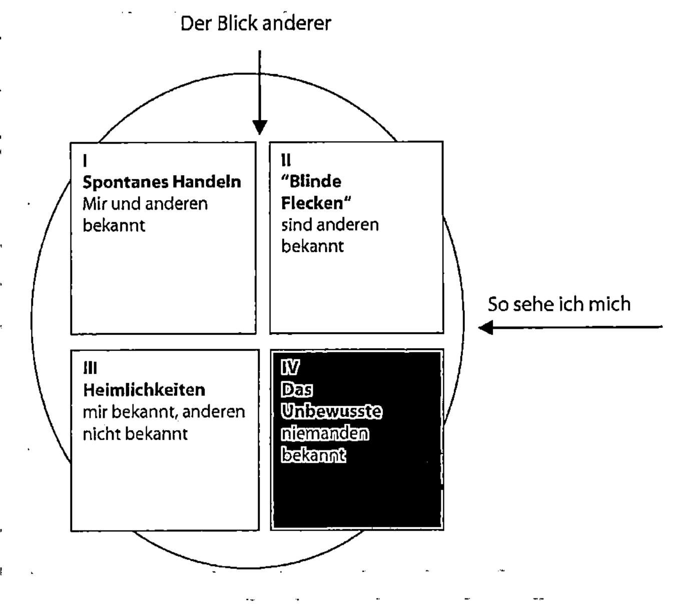

◘ Abb. 11.2   Das Modell

▪ Bedeutung der einzelnen Quadranten

Quadrant I enthält Verhaltensweisen, die mir selbst und anderen bekannt sind. Dies ist der Bereich des spontanen, kreativen Handelns. Ich bin mir meiner Aktionen bewusst, meine Umwelt nimmt daran teil, es findet ein Austausch statt, ich bekomme Rückmeldungen über mein Tun und kann es gegebenenfalls korrigieren. Themen müssen nicht tabuisiert werden, weil ihre Benennung angstauslösend wirken könnte. Ich bin bereit, mich auf Neues einzulassen, auch mir bis dahin „Fremdes" anzusehen, weil es nicht als Bedrohung erlebt wird, sondern als Bereicherung, als Erweiterung meiner Identität.

Quadrant II umfasst die „blinden Flecke". Andere Menschen sehen etwas, um das ich selbst nicht weiß. Das ist der Bereich der „Marotten", der durchaus liebenswerten Eigenheiten, über die geschmunzelt wird, die aber auch durchaus anstrengend sein können für meine Mitmenschen. Im Bereich der Pflege können dies bestimmte „Vorlieben" sein, bestimmte Rituale in der Kommunikation oder Gestaltung des Dialysealltags. Sie schränken unsere Selbstwahrnehmung ein, indem sie bestimmte Verhaltensweisen nicht in das Licht des Bewusstseins heben. Sie bestimmen also das Verhalten des Einzelnen, ohne dass dies bewusst wahrgenommen wird.

Quadrant III umfasst den Bereich der „Heimlichkeiten". Dies sind alle Ereignisse, Verhaltensweisen, Erlebnisse, die ich vor anderen verbergen möchte, wovon niemand etwas wissen soll.

Spontaneität

„Blinde Flecken" in der Selbstwahrnehmung

Hinterbühnen der Selbstinszenierung

Nun ist es durchaus menschlich, einen Ort zu haben, an den man sich zurückziehen kann, unbeobachtet, unkontrolliert ist und es sich einfach nur gut gehen lässt. In öffentlichen Institutionen (Schulen, Krankenhäusern, Strafvollzuganstalten) sind das die Bereiche, die als „Hinterbühne" ausgewiesen werden. Dies ist im Gegensatz zum offiziellen (öffentlichen) Raum der Bereich, in dem die Insassen „inoffiziellen" Aktivitäten nachgehen können, ohne Sanktionen zu befürchten. Auf struktureller Ebene handelt es sich dabei um die Entsprechung zum innerpsychischen Rückzug. Hierhin gehören auch die Versuche des Einzelnen, die eigene Existenz hinter einer Fassade zu verstecken, sich zu tarnen. Auch dieser Versuch der „Tarnung" mag in vielen Situationen sinnvoll sein. Er erreicht einen kritischen Grenzwert an der Stelle, wenn fast die gesamte Lebensenergie zur Aufrechterhaltung des Schutzes abgezogen wird, dann ist nämlich keine Energie mehr frei für spontanes Handeln. Der Mensch lebt aus der „Konserve", wirkt auf seine Mitmenschen wie erstarrt – und nicht selten „rigide".

In diesem Zusammenhang bekommt das Phänomen der „Lüge" einen neuen Stellenwert. Lügen ist nicht ausschließlich ein moralisches Problem. Lügen ist auch aus ökonomischen Gründen unvernünftig. Der Lügner muss einfach zu viel Energie in die Erhaltung seiner „Fiktionen" stecken, eine Anstrengung, die nicht selten mit Dauer der Illusion immer mehr „Zusatzannahmen" erforderlich macht, bis schließlich aus Vergesslichkeit das Ganze wie ein Kartenhaus zusammenbricht. Wahrheit ist also nicht nur ein moralischer Wert, Wahrheit ist auch ein ökonomischer Gewinn!

Kommunikationskompetenz ist Selbstkompetenz

Quadrant IV stellt den Bereich unbekannter Aktivitäten dar, das Unbewusste. Dies ist der Bereich der Träume, der Fehlleistungen, Versprecher. Hier wirkt das Triebpotenzial im zivilisierten Menschen, hier erheben sich archaische Reste der Menschheitsgeschichte und hier werden Tagesreste verarbeitet, das, was am Tag zu bedrängend war, nicht abgeschlossen werden konnte und jetzt, bei nachlassender Kontrolle des Bewusstseins, zu einem verschlüsselten Abschluss drängt. Hier leistet das Unbewusste hygienische Arbeit. Der Mensch befreit sich in seinen Träumen von den Unbillen des Tages, er erfüllt sich Wünsche, die der Zensur zum Opfer fallen würden, wenn der Traum sie nicht geschickt tarnte.

Das Unbewusste

Pflegekräfte, die in Kontakt und im Austausch mit ihrer Umwelt stehen, haben die Möglichkeit, über die Effekte ihres Auftritts (über den Inhalt seiner Quadranten) etwas zu erfahren und sich darüber zu korrigieren und professionalisieren. Ein Mensch ohne Rückmeldungen würde im Rahmen sozialer Phantasien und individueller Wirklichkeitskonstrukte verharren, ohne dass ihm dies bewusst würde. Ziel der „Aufklärung" über sich selbst – im Spiegel der anderen – ist es, den Bereich I (spontane Interaktion) möglichst groß zu gestalten. Die Bereiche II–IV sollten dagegen möglichst klein gehalten werden, ohne dabei an eine völlige Reduzierung zu denken

■ Praxistipps

Kommunikationskompetenz ist Selbstkompetenz

- Kommunikation, dies ist vor dem Hintergrund des bisher Gesagten deutlich geworden, stellt mehr als rhetorische Kompetenz dar. Kommunikation ist abhängig von der personalen Kompetenz. Damit ist in diesem Zusammenhang das Wissen um die eigene Person gemeint, um ihre Wirkungen auf andere und die Fähigkeit, über entsprechende Rückmeldungen ein angemesseneres Verhalten anzubahnen.

Teamarbeit setzt Teamfähigkeit voraus

- Arbeit auf der Dialysestation ist immer auch Arbeit im Team. Teamwork setzt Teamfähigkeit voraus. Und Teamfähigkeit lebt von der Fähigkeit der Beteiligten, einen sensiblen Wechsel zwischen Nähe und Distanz in der Kommunikation zu realisieren. Nähe bedeutet: „Ich öffne den Vorhang meiner Lebenssituation, weil ich möchte, dass Du dieses oder jenes von mir weißt. Denn ich glaube, dass Du dann mein Handeln besser verstehen wirst!" Distanz heißt in diesem Zusammenhang: „Ich schütze mich, schließe meinen Vorhang, weil ich diese Bereiche meiner Lebenssituation hier/jetzt nicht thematisieren möchte." In diesem Wechsel der gegenseitigen Öffnung wächst nicht nur das Verständnis für den anderen, er ist auch das Erfahrungsfeld verantwortlicher Organisation der Selbstdarstellung im Team der Station.

Rückmeldungen sichern die Professionalität

- Feedback einholen ist notwendiger Teil der Profession. Professionell geschieht dies in Supervisionsgruppen, in denen unter Anleitung berufliches Handeln reflektiert und persönliche Implikationen thematisiert werden können.

■ Feedback: Chance zur Entwicklung der Selbst- und Fremdwahrnehmung

Auswirkungen fehlender Rückmeldungen

Deutlich wird in ◘ Abb. 11.3: Die Bereiche II (die sog. „blinden Flecken") und IV (Bereich der „Heimlichkeiten") werden bei fehlenden Rückmeldungen übermäßig groß. Die Differenz zwischen Selbstwahrnehmung wird größer, weil die betroffene Person nur eingeschränkt in der Lage ist, ihr Gegenüber unverstellt in den Blick zu nehmen. Der Fachkraft selbst sind wesentliche Aspekte des eigenen Verhaltens nicht bekannt, nicht bewusst oder nicht zugänglich. Gefühle wie Unsicherheit, Spannung oder Angst engen das spontane Handeln (Bereich I) und die Fähigkeit der Empathie zusätzlich ein.

◘ Abb. 11.4 verdeutlicht, dass Feedback eine Möglichkeit bietet, mehr über sich selbst, den Bereich des „blinden Flecks" zu erfahren und damit den Bereich des spontanen Handelns und die

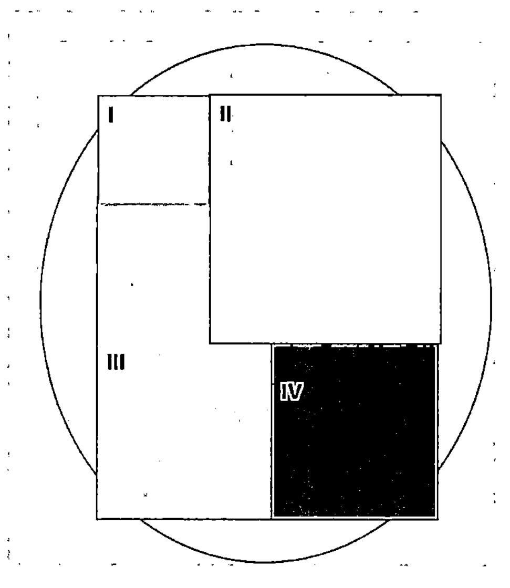

▢ Abb. 11.3 Auswirkungen von fehlenden Rückmeldungen

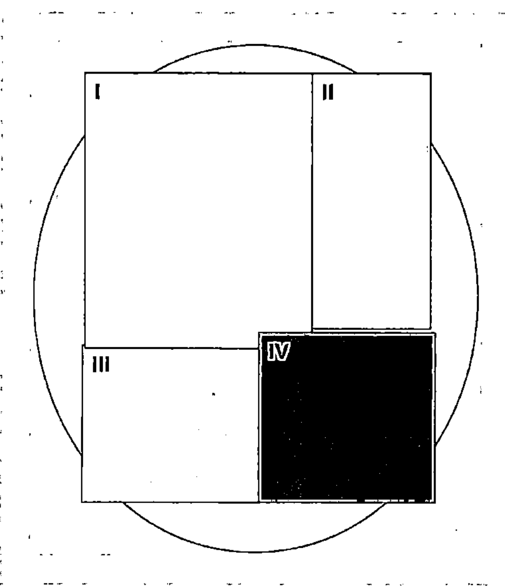

▢ Abb. 11.4 Bedeutung von Rückmeldungen

Empathiefähigkeit sowie die eigenen Möglichkeiten im Umgang mit Nähe und Distanz zu erweitern.

In der Arbeit mit Patienten und Kollegen setzt professionelles Handeln die Bereitschaft voraus, Bereich II zu vergrößern. Bis zu welchem Ausmaß dies möglich ist, wird weitgehend durch die Offenheit und Lernbereitschaft des einzelnen bestimmt. Dazu gehört u. a.:

- die Persönlichkeit des anderen zu akzeptieren,
- mitzuteilen, wenn eigene Grenzen der Belastbarkeit erreicht sind,
- der innere Entschluss, das Selbstverständnis zu erweitern,
- die Verringerung des Widerstandes gegen Verhaltensänderungen und
- die Bereitschaft, die eigene Wirkung auf andere zu erfahren.

11.3 Burn-out-Phänomen

Unter Burn-out wird das Ausbrennen und/oder Erschöpfen durch extreme Verausgabung an Energie, Kraft oder Ressourcen verstanden (Burisch 1989). Das Phänomen des „Burn-out" ist ein Beispiel dafür, wie fatal sich ein fehlender professioneller Austausch auswirken kann. In allen Bereichen, in denen die eigene Persönlichkeit als „Instrument" zwischenmenschlicher Begegnungen wirkt, ist es unbedingt erforderlich, über die Wirkungen der eigenen Person Bescheid zu wissen. Dies geschieht über Rückmeldungen aus der sozialen Umwelt. Wenn die Konstruktion der eigenen Wirklichkeit zum „Gefängnis" aller Erlebnisse wird, bleibt der Betroffene auch mit allen Sorgen, Ängsten und Problemen allein, bis er durch die Last der Probleme erschöpft ist und erkrankt.

Ursachen für Burn-out

- **Dialysespezifische Ursachen für Burn-out-Symptome**
- Permanente Überforderung (fachlich, zeitlich und emotional)
- Unzureichende Einarbeitung, Weiterbildung und Einsichten in die Patientendynamik
- Angst um den Arbeitsplatz
- Schlechtes Teamklima
- Fehlende Anerkennung
- Fehlender Ausgleich im Privatleben
- Widersprüchliche Anweisungen mehrerer Vorgesetzter
- Ungenügende Absprachen
- Fehlende Teambesprechungen
- Fehlende Supervisionen (Fall-, Team-, Organisationssupervision)

Symptome

- **Symptome einer Erschöpfungssituation**
- Emotionale Erschöpfung, Reizbarkeit, Gefühlskälte, Gleichgültigkeit
- Depersonalisation – das eigene Handeln wird wie das eines Fremden erlebt („Ich stehe neben mir"), gleichzeitig findet eine Distanzierung zu den Dialysepatienten statt
- Fehlende Leistungszufriedenheit, Pessimismus, Resignation und Minderwertigkeitsgefühle

- **Folgen für die Betroffenen**
  - Innere Anspannung, Ärger, Nervosität, Angstzustände, Konzentrationsverlust
  - Psychosomatische Beschwerden (Magen-Darm ...)
  - Wut, affektive Entgleisung, Zynismus
  - Dienst nach Vorschrift, Distanzierung

- **Folgen für die Dialysepraxis und Kollegen**
  - Mangelnde Arbeitsqualität (Fehler treten auf)
  - Hoher Krankenstand
  - Unruhigere Patienten
  - Schlechtes Betriebsklima
  - Fluktuation

Folgen von Burn-out Symptomen

> **Praxistipp**
>
> Die **Konflikt-Differenzierung** ist eine Möglichkeit des persönlichen Umgangs mit Überlastung: Gönnen Sie sich Ruhe, um Ihre Stresssituation zu verändern. Dafür können Sie zur Unterstützung eine Person Ihres Vertrauens zu Rate ziehen. Gehen Sie nach folgendem Schema vor: Machen Sie sich bewusst, wie Sie sich zurzeit fühlen und benennen Sie das Problem. Was ist Ihr Ziel? Welche Hürden gibt es? Was können Sie persönlich aus diesem Konflikt lernen? Wer kann Sie darin unterstützen, Ihr Ziel zu erreichen?

11.4 Arbeit im Team: Arbeitsteilung und Unterstützung

Die Pflegekräfte sind Ansprechpartner für alle Fragen und Kümmernisse, sie sind unmittelbar konfrontiert mit krisenhaften Entwicklungen und erleben die emotionale Erschütterung der Kranken und ihrer Angehörigen hautnah mit. In dieser Intensität von Begegnungen wirkt die Einbindung in ein Team unterstützend: Der Austausch im Team löst das Gefühl individuellen Versagens aus und zeigt mögliche Lösungen auf. Im Klima gegenseitiger Unterstützung ist der Einzelne ist weniger angreifbar und kann in Gesprächen mit Patienten auch in konfliktträchtigen Situationen mit dem Rückhalt des Teams rechnen.

Konstruktive Rückmeldungen im Team, eine kontinuierliche fachliche Weiterbildung und regelmäßige Supervision stabilisieren das berufliche Selbstverständnis und helfen bei der Entwicklung einer professionellen Identität.

Teambesprechungen

■ Die Teambesprechung

In vielen Dialysen finden regelmäßige Teambesprechungen statt. Sie dienen der Organisation des Dialysealltags und helfen im Umgang mit schwierigen Situationen innerhalb des Teams. Nachstehend wird die Bedeutung von Dienstbesprechungen für eine konstruktive Kommunikation aufgezeigt und mögliche Durchführungsvarianten benannt:

Argumente für regelmäßige Teambesprechungen:
- **Mitbestimmung** des Pflegepersonals, Zunahme von Mitverantwortung
- **Transparenz,** Probleme werden ausgesprochen und gemeinsam Lösungen gesucht
- Zunahme von **Handlungskompetenz,** Fallbesprechungen
- **Partizipation,** jeder Mitarbeiter kann dadurch den Arbeitsplatz mitgestalten
- **Akzeptanz,** gemeinsam getroffene Entscheidungen werden besser akzeptiert

Wie Teambesprechungen vorbereitet und durchgeführt werden

11

Durchführung einer Teambesprechung:
- Vorbereitungsphase:
    - Frühzeitig Termin und Zeitrahmen festlegen und aushängen
    - Kummerkasten einrichten, Besprechungswünsche auflisten
    - Bei konkreten Themen verbindliche Agenda aushängen, Pflichtveranstaltung vermerken
- Vor Beginn der Besprechung:
    - Entspannte Atmosphäre (keine Patienten, Kaffee und Kuchen etc.)
    - Zeitliche Struktur festlegen (Pausenzeiten)
    - Gesprächsregeln klären (Ich-Botschaften)
    - Protokoll führen (gegen Unterschrift der Mitarbeiter)

Besprechungsthemen (eine Auswahl):
- Zimmer-/Gruppenpflege festlegen
- Nicht patientenbezogene Arbeit festlegen
- Übergabebuch führen (Änderung bezüglich Ablauf, Besonderheiten, Patienten, Organisation)
- Gegenseitige Kontrolle (gegen Unterschrift)
- Wunschbuch einführen
- Anlegezeiten festlegen (Patienten mit 4 Stunden Dialysezeit werden eher angelegt)
- Patienten über relevante Themen informieren
- Qualitätsmanagement

Belebende Methoden:
- Die Teilnehmer werfen sich einander einen Ball zu. Jeder muss eine positive und eine negative Nachricht äußern: „Das ist gut und das stört mich …"

- Es werden ausschließlich „Ich-Botschaften" zugelassen:
  „Mich stört in letzter Zeit …, ich habe das Gefühl …" u. Ä.
- Kartenarbeit: „Welche Themen sollten heute unbedingt
  behandelt werden?" (Cluster bilden, Prioritäten herstellen)
- Wechselnde Moderation (Modell der „kollegialen Beratung")

Dialyse und Soziales

Sozialrechtliche Handlungskompetenz im Dialysealltag
(Stand 10/2017)

Nicole Scherhag

© Springer-Verlag GmbH Deutschland 2018
C. Sokol, U. Hoppenworth (Hrsg.), *Betreuung von Dialysepatienten,*
https://doi.org/10.1007/978-3-662-56357-1_12

In der Betreuung nierenkranker Menschen werden Ärztinnen, Ärzte und Pflegekräfte häufig auch mit sozialrechtlichen Themen konfrontiert, denn im Umfeld der Erkrankung tauchen für die betroffenen Menschen neben den medizinischen auch sozialrechtliche Fragen auf. So sind die Betroffenen gerade zu Beginn der Dialysepflicht mit existentiell wichtigen Fragen konfrontiert. Da geht es z. B. um die Leistungen der Krankenkasse, die Fahrtkosten, den Grad der Behinderung, den Erhalt der Berufstätigkeit, um Rentenansprüche, einen Pflegegrad oder Sozialleistungen. Aber auch im Verlauf der Erkrankung und zumeist dann, wenn auf medizinischer Seite Veränderungen auftreten, werden neue soziale Fragen aufgeworfen. Die Belastungen gehen damit über die eigentliche Erkrankung hinaus und greifen in alle Lebensbereiche der Menschen ein.

Stoßen Patientinnen und Patienten in diesem Feld auf Widerstand oder Schwierigkeiten, können die Probleme so einnehmend und belastend sein, dass auch die Behandlung hierdurch erschwert wird. So kann beispielsweise bei einem Patienten, dem nach erfolgreicher Transplantation die Rente aberkannt wird und der dann einen „Hartz IV-Antrag" stellen muss, das positive Gefühl zur gelungenen Transplantation negativ beeinflusst werden.

Die folgenden Ausführungen vermitteln ein Grundverständnis für die sozialrechtlichen Auswirkungen der Nierenerkrankung und zeigen Nachteilsausgleiche und Unterstützungsmöglichkeiten auf.

12

12.1 Die Chroniker-Richtlinie

Um die finanziellen Belastungen durch Zuzahlungen im Rahmen der gesetzlichen Krankenversicherung zu begrenzen, sieht das Gesetz eine finanzielle Belastungsgrenze vor. Sie liegt bei maximal 2 % des (Familien-)Jahresbruttoeinkommens. Für Familien verringert sich die Belastungsgrenze durch Kinderfreibeträge und den Freibetrag für den Ehepartner. Sind alle Angehörigen gesetzlich krankenversichert, gilt die Befreiung **für die ganze Familie** – auch wenn diese in unterschiedlichen gesetzlichen Krankenkassen versichert sind!

Bei einer schwerwiegend chronischen Erkrankung wird die Belastungsgrenze auf 1 % des Jahresbruttoeinkommens herabgesenkt. Auch dies gilt dann für **alle einberechneten, gesetzlich versicherten Familienmitglieder.**

Schwerwiegend chronisch krank:

- Eine Krankheit gilt dann als schwerwiegend chronisch, wenn man über ein Jahr lang wenigstens einmal pro Quartal ärztlich behandelt wurde (Dauerbehandlung). Zusätzlich muss eines der folgenden Merkmale erfüllt sein:

- Pflegebedürftigkeit der Stufe II oder III (Anmerkung: Die Richtlinie wurde noch nicht auf die neuen Pflegegrade angepasst. Wahrscheinlich gilt die Regelung dann ab Pflegegrad III.)
- Grad der Behinderung von mindestens 60 oder Minderung der Erwerbsfähigkeit von mindestens 60 %
- Kontinuierliche medizinische Versorgung notwendig (ärztliche oder psychotherapeutische Behandlung, Arzneimitteltherapie, Versorgung mit Heil- und Hilfsmitteln), ohne die nach ärztlicher Einschätzung eine lebensbedrohliche Verschlimmerung der Erkrankung, eine Verminderung der Lebenserwartung oder eine dauerhafte Beeinträchtigung der Lebensqualität zu erwarten ist (Chroniker-Richtlinie unter ► www.g-ba.de).

Chronisch nierenkranke Menschen erfüllen die Voraussetzungen häufig schon vor Beginn der Dialysepflicht. Nach Ablauf des ersten Jahres gilt für sie auf jeden Fall die Chroniker-Richtlinie.

12.2 Schwerbehinderung und Ausweis

Nierenkranke Menschen können beim zuständigen Versorgungsamt/Amt für Soziales und Versorgung einen Antrag auf Feststellung der Schwerbehinderteneigenschaft stellen. Als schwerbehindert gilt man ab einem Grad der Behinderung (GdB) von 50. Je stärker die Beeinträchtigung durch die Erkrankung ist, desto höher wird der GdB (Maximum = GdB von 100). Zusätzlich können bestimmte Merkzeichen beantragt werden, wenn neben der Nierenerkrankung noch weitere gesundheitliche Beeinträchtigungen vorliegen (z. B. Gehbehinderung, Blindheit).

Schwerbehindertenausweis

■ Tab. 12.1 zeigt die Einteilung für Nierenerkrankte.

■ Tab. 12.1 Einteilung des Behinderungsgrades bei Nierenerkrankungen		
Grad der Behinderung	**Einschränkung/Art der Behandlung**	**Anmerkung**
50–70	Serumkreatininwert andauernd zwischen 4 und 8 mg/dl	Prädialyse
80–100	Serumkreatininwert dauernd über 8 mg/dl	
100	Dialysebehandlung	Egal, mit welchem Verfahren dialysiert wird

▪▪ Nach einer Transplantation

Für die ersten 2 Jahre nach einer Transplantation besteht immer noch ein Anspruch auf einen GdB von 100 (so genannte Heilungsbewährung). Danach erfolgen u. U. eine Begutachtung und eine Neubewertung des GdB. Unter Mitberücksichtigung der erforderlichen Immunsuppression darf der GdB allerdings nicht niedriger als 50 bewertet werden, sodass die Betroffenen weiterhin den Schwerbehindertenstatus haben.

12.2.1 Merkzeichen und Vergünstigungen

Nach Zuerkennung von Merkzeichen können verschiedene Nachteilsausgleiche in Anspruch genommen werde (�‌◻ Tab. 12.2).

◻ **Tab. 12.2** Nachteilsausgleiche

Merkzeichen	Nachteilsausgleich
G/Gl (gehbehindert/gehörlos)	Vergünstigung für Bus und Bahn* ODER Kfz-Steuerermäßigung von 50 %
aG (außergewöhnlich gehbehindert)	Vergünstigung für Bus und Bahn* UND Kfz-steuerfrei
H/Bl (hilflos/blind)	Freifahrt in Bus und Bahn* UND Kfz-steuerfrei
B (ständige Begleitung)	Begleitperson fährt in Bus und Bahn kostenfrei mit
aG/Bl	Parkerleichterungen/Behindertenparkplätze
G und B	Parkerleichterungen (weitere Bestimmungen müssen beachtet werden)
Bl	Blindengeld
RF/Bl/Gl	Ermäßigung von der Rundfunk- und Fernsehgebühr (GEZ) und Telefonermäßigung bei der Deutschen Telekom
TBl (taubblind)	Neues Merkzeichen seit 1.1.2017; es wurden noch keine Nachteilsausgleiche festgelegt

* „Bus und Bahn" meint die Verkehrsmittel des öffentlichen Nahverkehrs und Fahrten mit der Deutschen Bundesbahn.
Im Falle der Vergünstigung müssen Patientinnen und Patienten einmalig 80 €/Jahr bezahlen, es sei denn sie beziehen Sozialhilfe oder Grundsicherung, dann werden die Betroffenen von der Zahlung der 80 € befreit

12.2.2　Steuerliche Nachteilsausgleiche

Jeder behinderte Mensch kann Steuerfreibeträge bei der Lohn- und Einkommenssteuer geltend machen. Die Höhe des Freibetrages richtet sich nach dem Grad der Behinderung (GdB) (◘ Tab. 12.3).

Steuerliche Vorteile

12.2.3　Weitere Nachteilsausgleiche

Automobilclubs　Automobilclubs gewähren schwerbehinderten Menschen meist Beitragsnachlässe.

Bahnfahrten　Ab einem GdB von 70 kann die Bahncard 50 zum halben Preis erworben werden.

Erbschaften und Schenkungen　Je nach Grad der Behinderung gibt es erhöhte Freibeträge für Erbschaften oder Schenkungen.

Handytarife　Manche Mobilfunkanbieter bieten günstigere Tarife für schwerbehinderte Menschen an.

◘ Tab. 12.3　Steuerfreibeträge

GdB (%)	Pauschbetrag (in Euro)
25–30	310,-
35–40	430,-
45–50	570,-
55–60	720,-
65–70	890,-
75–80	1.060,-
85–90	1.230,-
95–100	1.420,-
Merkzeichen H oder Merkzeichen Bl	3.700,-

– Ab einem GdB von 80 oder einem GdB von 70 und gleichzeitig vorhandenem Merkzeichen G können Kfz-Fahrten als außergewöhnliche Belastungen berücksichtigt werden. Als angemessen gilt ein Aufwand für Privatfahrten von 3000 km/Jahr.
– Der Pauschbetrag, der einem behinderten Kind zusteht, wird auf Antrag auf die Eltern übertragen.
– Höhere Ausgaben können durch konkreten Nachweis geltend gemacht werden.
– Der Freibetrag kann auch in der Karte des Ehegatten eingetragen werden.

Nachlass beim Autokauf Einige Autohersteller bieten schwerbehinderten Menschen einen Preisnachlass beim Autokauf. Eine Übersichtsliste über die Voraussetzungen und die Höhe des Nachlasses finden Sie z. B. auf der Internetseite des Bundes behinderter Auto-Besitzer e. V. unter ▸ www.bbab.de

Schule und Studium Auch in der Schule und während des Studiums können eine Reihe von Nachteilsausgleichen in Anspruch genommen werden. So können beispielsweise Leistungen in Teilleistungen aufgesplittet werden, Prüfungszeiten verändert, Prüfungstermine mitbestimmt oder mündliche durch schriftliche Leistungen ersetzt werden und umgekehrt.

Sitzplatz Es besteht ein Anrecht auf einen Sitzplatz in öffentlichen Verkehrsmitteln.

Skipass In einigen Skigebieten gibt es einen Nachlass beim Erwerb des Skipasses.

Tageszeitung Mancherorts erhalten Schwerbehinderte eine Vergünstigung beim Bezug der örtlichen Tageszeitung.

Wohnen Schwerbehinderte Menschen haben einen besonderen Schutz vor Wohnungskündigung, falls die Kündigung eine unzumutbare Härte bedeuten würde.

Wohngeld Bei einem GdB von 100 oder einem GdB von 80 und anerkannter Pflegebedürftigkeit besteht bei der Berechnung von Wohngeld ein Anspruch auf einen jährlichen Freibetrag von 1.500 Euro. Liegt der GdB zwischen 80 und 100 oder liegt er unter 80 und Pflegebedürftigkeit ist anerkannt, so wird ein jährlicher Freibetrag von 1.200 Euro angerechnet.

Wohnberechtigungsschein Mit dem Wohnberechtigungsschein kann man öffentlich geförderte Wohnungen beziehen. Die Vergabe von Wohnberechtigungsscheinen ist von Einkommensgrenzen abhängig. Schwerbehinderten Menschen werden höhere Freibeträge angerechnet.

12.3 Berufstätigkeit und chronische Nierenerkrankung

Berufstätigkeit

Eine chronische Nierenerkrankung bedeutet nicht automatisch, dass man berufsunfähig ist oder eine Rente erhält. Manche Menschen können sich gerade zu Beginn der Dialyse nicht vorstellen, weiter berufstätig zu sein, da die Dialyse ihr Leben auf den

Kopf stellt und sie sich den Anforderungen momentan nicht gewachsen fühlen. Empfehlenswert ist, die Entscheidung über den weiteren beruflichen Werdegang erst nach einem halben Jahr zu treffen. Körper und Seele haben sich dann etwas mehr an die Behandlung und alle notwendigen Umstrukturierungen gewöhnt.

Für Patientinnen und Patienten ist es besonders wichtig zu wissen, dass alle Renten heute in der Regel als befristete Zeitrenten vergeben werden. Das bedeutet, dass eine Überprüfung meist nach 2 Jahren stattfindet. Hat sich dann an der gesundheitlichen Situation etwas geändert (z. B. aufgrund einer Transplantation), wird die Rente unter Umständen auch wieder aberkannt.

Das bedeutet, dass man

- wieder arbeiten gehen muss oder
- man ist auf die Unterhaltung durch Angehörige angewiesen oder aber
- die Betroffenen beantragen Arbeitslosengeld II (besser bekannt als Hartz IV).

Ganz konkret bedeutet dies, dass eine erfolgreiche Transplantation mit einem guten Ergebnis zur Aberkennung der Rente führen kann.

Folgendes sollte im Rahmen der Berufstätigkeit beachtet werden:

- Keine zu schwere körperliche Belastung
- Vermeidung von ungünstigen Witterungsbedingungen (kalt, feucht, zugig)
- Vermeidung von Infektionsquellen
- Möglichst keine Schicht- und Nachtarbeit
- Möglichst keine ständig wechselnden und weit entfernten Einsatzorte (z. B. Montage)

12.3.1 Beratung und Unterstützung zu berufliche Fragen

Bei drohenden Problemen am Arbeitsplatz ist es ratsam, frühzeitig Kontakt mit dem Integrationsamt aufzunehmen. Die Integrationsämter sind für den Schutz (besonderer Kündigungsschutz) und die unterstützenden Hilfen schwerbehinderter Menschen im Arbeitsleben zuständig. Sie erhalten die Mittel aus der Ausgleichsabgabe. Das ist der Betrag den Firmen, ab 20 Mitarbeitern, zahlen müssen, wenn sie keine schwerbehinderten Menschen beschäftigen.

Patientinnen und Patienten benötigen einen Schwerbehindertenausweis, um die Unterstützung des Integrationsamtes in Anspruch nehmen zu können.

12.3.2 Dialysebehandlung und Arbeitszeit

Viele Dialysezentren bemühen sich, die Dialysezeiten an die Arbeitszeiten von Patientinnen und Patienten anzupassen, damit diese ihrer Berufstätigkeit ohne Schwierigkeiten nachgehen können. So bleibt die Einkommenssituation unverändert.

12.3.3 Berufliche Nachteilsausgleiche aufgrund einer anerkannten Schwerbehinderung

Grundsätzlich sollten schwerbehinderte Menschen wissen, dass sie einem Arbeitgeber nicht unaufgefordert mitteilen müssen, dass sie einen Schwerbehindertenausweis haben. Sie können dann allerdings auch nicht die daraus resultierenden Nachteilsausgleiche in Anspruch nehmen.

Das Fragerecht des Arbeitgebers wird für das Bewerbungsgespräch verneint. Das bedeutet, dass man die Frage im Bewerbungsgespräch nichts wahrheitsgemäß beantworten muss. Die Integrationsämter schreiben auf ihrer Internetseite, dass man das Recht zur Lüge hat. Zu späteren Zeitpunkten und unter bestimmten Voraussetzungen muss man allerdings die Wahrheit sagen, wenn man gefragt wird. Genauere Informationen hierzu erteilt das Integrationsamt.

Folgende Nachteilsausgleiche leiten sich aus dem Ausweis im Berufsleben ab:

- Besonderer Kündigungsschutz
- Freistellung von Mehrarbeit
- Zusatzurlaub (in der Regel 5 Tage/Jahr)
- Begleitende Hilfen im Arbeitsleben (werden i. d. R. von der Rentenversicherung, den Arbeitsagenturen oder den Integrationsämtern gewährt) (◘ Tab. 12.4)

◘ Tab. 12.4   Begleitende Hilfen im Arbeitsleben

Finanzielle Leistungen an Arbeitnehmer, z. B.	Finanzielle Leistungen an Arbeitgeber, z. B.
- **Kraftfahrzeughilfen** - Beschaffung eines Kfz - Behinderungsbedingte Zusatzausstattung - Fahrerlaubnis - **Wohnungshilfen** - Beschaffung - Anpassung - Umzug	- Zuschuss zur Ausbildungsvergütung - Zuschuss zu den Lohnkosten - Einstellungszuschuss bei Neugründung - Behinderungsgerechte Einrichtung - Leistungen bei außergewöhnlicher Belastung - Schaffung neuer Arbeitsplätze

12.3.4 Dialysebehandlung während der Arbeitszeit

Kann die Dialysebehandlung nur während der Arbeitszeit durchgeführt werden oder ist es für die oder den Betroffenen insgesamt zu beschwerlich, eine volle Stelle zu arbeiten und zu dialysieren, gibt es verschiedene Möglichkeiten der Entlastung:

Dialyse während der Arbeitszeit

1. Nach einer Empfehlung des Spitzenverbandes der Gesetzlichen Krankenkassen soll Dialyse- oder Apheresepatienten von den gesetzlichen Krankenkassen das anteilige Bruttoarbeitsentgelt zuzüglich der Arbeitgeberanteile erstattet werden. Dies würde bedeuten, dass Betroffene keine finanziellen Einbußen hätten. Da es sich hierbei nur um eine Empfehlung handelt, ist keine Verbindlichkeit gegeben.
2. Zudem gibt es das sogenannten „**Teilkrankengeld**". Hierbei zahlt die Krankenkasse keinen vollen Lohnausgleich sondern ein anteiliges Krankengeld.

   Für folgende Ausfallzeiten am Arbeitsplatz kann Teilkrankengeld beantragt werden:
   - Frühzeitiges Verlassen des Arbeitsplatzes (z. B. montags, mittwochs und freitags wird die Arbeit 2 Stunden früher verlassen, um dann zur Dialyse zu gehen)
   - Tätigkeit kann nicht mehr an 5 Tagen/Woche ausgeübt werden, sondern muss auf die dialysefreien Tage reduziert werden (Krankengeld z. B. für Dienstag und Donnerstag)

   Bei der Ausgestaltung des „Teilkrankengeldes" werden immer Einzelfallentscheidungen getroffen. Es muss unbedingt darauf geachtet werden, dass der Gesamtanspruch von 78 Wochen Krankengeld (abzüglich Lohnfortzahlung durch den Arbeitgeber) innerhalb von 3 Jahren nicht aufgebraucht wird. Manchen Patientinnen und Patienten wird das Teilkrankengeld mit dem Verweis auf eine halbe Erwerbsminderungsrente verwehrt.

   Insgesamt lohnt es sich aber um diese Möglichkeit zu kämpfen. Der Arbeitgeber sollte mit der Regelung einverstanden sein. Anspruch auf das Teilkrankengeld besteht aufgrund der Arbeitsunfähigkeitsrichtlinie des Gemeinsamen Bundesausschusses (► www.g-ba.de dort unter Archiv und dann unter Richtlinien nachschauen).

   Nachteil:
   - Krankengeld ist niedriger als Lohn
   - Krankengeld wird verzögert gezahlt
   - Krankengeld wird bei der Rentenberechnung ungünstig berücksichtigt
3. Schließlich können Patientinnen und Patienten eine halbe Erwerbsminderungsrente beantragen, wenn die versicherungsrechtlichen Voraussetzungen vorliegen, und diese mit einer halben Stelle kombinieren.

12.3.5 Ausbildung und Umschulung

Sollten Patientinnen und Patienten noch keinen Beruf haben oder ihren Beruf wegen ihrer Erkrankung nicht mehr ausüben können, sollten sie eine (neue) Berufsausbildung anstreben. Zur Unterstützung bieten Leistungsträger, wie z. B. Rentenversicherungsträger oder die Agenturen für Arbeit, Berufsförderungsmaßnahmen an.

Folgende Möglichkeiten zur Ausbildung/Umschulung stehen zur Verfügung:

- Regulärer Ausbildungsbetrieb
- Berufsbildungswerke (Erstausbildung)
- Berufsförderungswerke (Umschulung und Fortbildung)

Leistungsträger sind in der Regel der Rentenversicherungsträger oder die Agentur für Arbeit.

Besonders interessant für Menschen, die dialysepflichtig sind, sind Online-Umschulungen, die einige Berufsförderungswerke anbieten. Diese ermöglichen den Teilnehmerinnen und Teilnehmern ein hohes Maß an Flexibilität und gute Anpassungsmöglichkeiten an die spezifischen Anforderungen der Dialyse.

12.3.6 Krankengeld

Gerade im Umfeld des Dialysebeginns müssen sich Patientinnen und Patienten manchmal längere Zeit krankschreiben lassen. Für die Zahlung des Krankengeldes gelten folgende Regelungen:

Die Krankenkasse zahlt Krankengeld

- bei Arbeitsunfähigkeit,
- nach Ablauf der Lohnfortzahlung (i. d. R. 6 Wochen),
- in Höhe von 70 % des Regelentgelts, aber max. 90 % des regelmäßigen Nettoentgelts (vermindert um den Arbeitnehmeranteil für Rentenversicherung und Arbeitslosenversicherung) und
- für längstens 78 Wochen innerhalb von 3 Jahren (danach Aussteuerung) wegen derselben Erkrankung.

Nach einer längeren Zeit der Arbeitsunfähigkeit ist es nicht immer ratsam, die Arbeit gleich wieder vollzeitig aufzunehmen. Vielmehr bietet sich eine **stufenweise Wiedereingliederung** an, bei der die Arbeitszeit langsam bis auf das bisherige Maß gesteigert wird (während der gesamten Zeit der Wiedereingliederung ist man weiter arbeitsunfähig). Wiedereingliederung muss beantragt werden.

Zuschüsse durch den Arbeitgeber sind möglich, diese werden nicht verrechnet.

12.4 Erwerbsminderungsrente

Nicht allen Patientinnen und Patienten ist es aus gesundheitlichen Gründen möglich, weiterhin berufstätig zu bleiben. Für sie bleibt dann die Möglichkeit, eine Erwerbsminderungsrente zu beantragen.

- Eine Rente wegen **voller Erwerbsminderung (EM)** erhalten Patientinnen und Patienten, deren Arbeitsfähigkeit **unter 3 Stunden** pro Tag liegt.
- Eine Rente wegen **teilweiser Erwerbsminderung** erhalten Betroffene, die **mehr als 3 aber weniger als 6 Stunden** pro Tag arbeiten können.
- Bei einer Arbeitsfähigkeit **über 6 Stunden** pro Tag besteht **kein Anspruch** auf eine Erwerbsminderungsrente.

Neben den gesundheitlichen Voraussetzungen müssen zusätzlich **versicherungsrechtliche Voraussetzungen** vorliegen, um eine Erwerbsminderungsrente zu erhalten. So müssen die Betroffenen insgesamt 5 Jahre Mindestversicherungszeit in der gesetzliche Rentenversicherung vorweisen. Außerdem müssen mindestens 3 Jahre Pflichtversicherungszeit innerhalb der letzten 5 Jahre vor Eintritt der Erwerbsminderung liegen.

Fallbeispiel

Herr M. ist 58 Jahre alt. Er ist Malermeister und hat sich vor 10 Jahren mit einem Kollegen selbstständig gemacht. Davor war er 32 Jahre als Maler angestellt. Aufgrund seiner Nierenerkrankung kann Herr M. seinen Beruf nicht mehr ausüben. In der Dialyse fragt er, ob er nun eine Erwerbsminderungsrente beantragen kann, denn er hat ja 32 Jahre in die gesetzliche Rentenversicherung eingezahlt.

■■ Auswertung

Leider ist dies nicht möglich, da Herr M. keine 3 Jahre Pflichtversicherung innerhalb der letzten 5 Jahre vorweisen kann. Einen Anspruch auf Leistungen aus der gesetzlichen Rentenversicherung hat er erst ab Erreichen der Altersrente. Bis dahin kann Herr M. lediglich Sozialhilfe beantragen, wenn er bedürftig ist und auch seine Angehörigen ihn nicht unterhalten können.

Nimmt man die Ausführungen zur Berufstätigkeit und die zur Erwerbsminderungsrente zusammen, kann man für den Verbleib im Berufsleben folgende Entlastungsmöglichkeiten festhalten:

1. Berufstätigkeit + finanzielle Unterstützung durch die Krankenkasse
2. Berufstätigkeit + Unterstützungsmöglichkeiten durch das Integrationsamt
3. Halbe Stelle + halbe EM-Rente

12.5 Sozialhilfe und Grundsicherungen

Finanzielle Unterstützung

In den nephrologischen Behandlungseinrichtungen trifft man immer wieder auf Menschen, deren finanzielle Situation durch die Erkrankung äußerst angespannt ist.

Grundsätzlich sollte man Patientinnen und Patienten darauf hinweisen, dass sie, wenn das eigene Einkommen und Vermögen nicht ausreicht, Anspruch auf eine unterstützende Leistung haben.

In Deutschland gibt es hierfür drei Leistungsarten:
- Sozialhilfe
- Grundsicherung für Arbeitssuchende (auch Arbeitslosengeld II oder Hartz IV genannt)
- Grundsicherung im Alter und bei dauerhafter Erwerbsminderung

Alle drei Leistungen sind bedarfsorientiert. Sie werden Menschen gezahlt, die ihren Lebensunterhalt nicht ausreichend alleine bestreiten können. Bei der Berechnung eines Anspruchs werden das eigene Einkommen und Vermögen sowie das des Ehegatten bzw. Lebenspartners berücksichtigt. Bei der Sozialhilfe werden u. U. weitere Angehörige herangezogen.

Gerade ältere Patientinnen und Patienten scheuen häufig die Inanspruchnahme einer Sozialleistung, da sie befürchten, dass dann ihre Kinder zum Unterhalt herangezogen werden. Für diese Patientengruppe tritt die Grundsicherung im Alter und bei dauerhafter Erwerbsminderung ein. Im Gegensatz zur Sozialhilfe bestehen hier Unterhaltsansprüche gegen Eltern oder Kinder erst, wenn diese mehr als 100.000 Euro im Jahr verdienen.

In allen drei Leistungsbereichen erhalten Dialysepatientinnen und Dialysepatienten auf Antrag einen **Mehrbedarf für kostenaufwändige Ernährung**. Zurzeit liegt dieser Mehrbedarf bei 20 % der Regelleistung (Regelleistung 2017 = 409 Euro). Aber auch Menschen in der prädialytischen Phase der Erkrankung haben Anspruch auf einen Mehrbedarf für Ernährung. Dieser liegt bei 10 % der Regelleistung (◘ Tab. 12.5).

◘ Tab. 12.5 Laufende Leistungen für chronisch Nierenkranke

Grundsicherung für Arbeitssuchende	409 € + Kosten der Unterkunft + Heizung + Mehrbedarf für kostenaufwändige Ernährung
Sozialhilfe	
Grundsicherung für Alte und dauerhaft Erwerbsgeminderte	

12.6 Pflegeversicherung

Immer mehr Menschen sind auf Leistungen aus der Pflegekasse angewiesen. Auch in den nephrologischen Einrichtungen ist diese Entwicklung zu beobachten. Pflegebedürftig sind Menschen, die gesundheitlich bedingte Beeinträchtigungen ihrer Selbstständigkeit oder ihrer Fähigkeiten aufweisen und deshalb Hilfe durch andere bedürfen. Es muss sich um Personen handeln, die körperliche, kognitive oder psychische Beeinträchtigungen oder gesundheitlich bedingte Belastungen oder Anforderungen nicht selbstständig kompensieren oder bewältigen können.

Die Pflegebedürftigkeit muss zudem auf Dauer, voraussichtlich für mindestens sechs Monate, bestehen. Nach einer Begutachtung wird der Status dann in 5 Pflegegrade zuerkannt, wodurch sich auch die regelmäßigen Leistungen der Pflegekasse bestimmen.

Alle Pflegekassen sind gesetzlich zur Beratung verpflichtet. Die zuständige Pflegekasse muss unverzüglich nach Eingang eines Leistungsantrags eine Vergleichsliste über die Leistungen und Vergütungen der zugelassenen Pflegeeinrichtungen in ihrem Einzugsbereich übermitteln (Leistungs- und Preisvergleichsliste). Gleichzeitig muss sie über den nächstgelegenen Pflegestützpunkt unterrichten.

Seit dem 1. Januar 2009 haben Personen, die einen Antrag auf Leistungen der Pflegeversicherung gestellt haben oder bereits Leistungen erhalten, zudem Anspruch auf individuelle Beratung und Hilfestellung durch eine Pflegeberaterin oder einen Pflegeberater. Auf Wunsch erfolgt die Pflegeberatung unter Einbeziehung von Dritten, insbesondere Angehörigen und Lebenspartnern in der häuslichen Umgebung oder in der Einrichtung, in der jemand lebt. Die Beratung und Unterstützung durch den Pflegestützpunkt sowie die Pflegeberatung sind unentgeltlich.

12.7 Informations- und Beratungsmöglichkeiten

- ⇒ **Allgemeine Sozialberatungsstelle**
  Die Allgemeinen Sozialberatungsstellen werden von den Kirchen, Wohlfahrtsverbänden oder Gemeinden angeboten. Zu finden sind sie über die örtlichen Bürgertelefone der Gemeinden und Städte oder über eine Internetsuchmaschine durch die Eingabe „Allgemeine Sozialberatung + Städtename (z. B. Mainz)".
- ⇒ **Bürgertelefone des Bundesministeriums für Arbeit und Soziales**
  Rente (Tel. 030/ 221 911 001)
  Arbeitsrecht (Tel. 030/ 221 911 004)

Informationshilfen

Teilzeit/Altersteilzeit/Minijobs (Tel. 030/ 221 911 005)
Informationen für behinderte Menschen (Tel. 030/ 221 911 006)
▶ www.bmas.bund.de (unter „Service")

▭ **Bürgertelefone des Bundesgesundheitsministeriums**
Gesetzliche Krankenversicherung (Tel. 030 / 340 60 66 – 01)
Gesetzliche Pflegeversicherung (Tel. 030 / 340 60 66 – 02)
▶ www.bmg.bund.de (unter „Kontakt")

▭ **Bundesverband Niere e. V.**
Essenheimer Str. 125
55128 Mainz
Tel. 06131/ 85 152
▶ www.bundesverband-niere.de
Dachverband der regionalen Selbsthilfegruppen chronisch
nierenkranker Menschen. Der Bundesverband Niere e. V.
bietet auch Beratung an.

▭ **Gemeinsamer Bundesausschuss**
▶ www.g-ba.de (unter „Informationsarchiv" – „Richtlinien"),
z. B. für die Chronikerregelung, die Arbeitsunfähigkeitsrichtlinie oder die Krankentransportrichtlinien

▭ **Integrationsämter**
▶ www.integrationsaemter.de (unter Kontakt), Hilfe und
Unterstützung im Berufsleben

▭ **Das Nierentelefon**
Beratungstelefon des Bundesverbands Niere e. V. und des
Verbands Deutsche Nierenzentren (DN) e. V. zu psychosozia-
len und medizinischen Fragen.
Mittwochs 16.00–18.00 Uhr – Tel. 0800/ 248 48 48

▭ **Pflegestützpunkte**
Beratung rund um das Thema Pflegebedürftigkeit; die jeweilige Pflegekasse vermittelt die zuständige Stelle

▭ **Reha-Servicestellen**
▶ www.reha-servicestellen.de
Beratungsstellen rund um das Thema Rehabilitation; angesie-
delt bei Krankenkassen, Rentenversicherung oder Gemeinden

▭ **Deutsche Rentenversicherung**
▶ www.deutsche-rentenversicherung.de (dort auch Beratungs-
stellensuche)
Servicetelefon: 0800/ 10 00 480 70

▭ **Sozialverband Deutschland**
Stralauer Str. 63
10179 Berlin
▶ www.sovd.de

▭ **Sozialverband VdK**
Linienstraße 131
10115 Berlin
▶ www.vdk.de

Serviceteil

© Springer-Verlag GmbH Deutschland 2018
C. Sokol, U. Hoppenworth (Hrsg.), *Betreuung von Dialysepatienten*,
https://doi.org/10.1007/978-3-662-56357-1

Weiterführende Literatur

A

Asch, S.E (1946). Forming impressions of personality. *Journal of Abnormal and Social Psychology, 41*, 258–290.

Abermeth, H.-D (1982). *Gespräche auf der Krankenstation.* Göttingen: Vandenhoeck & Ruprecht.

Argyle, M. (1987). *Körpersprache und Kommunikation.* Paderborn: Junfermann.

Altmeyer, S., Kröger, F. (2003). *Theorie und Praxis der Systemischen Familienmedizin.* Göttingen: Vandenhoeck & Ruprecht.

B

Balck, F., Koch, U., Speidel, H. (Hrsg.). (1985). Psychonephrologie. Psychische Probleme bei Niereninsuffizienz. Berlin/Heidelberg/New York/Tokio: Springer-Verlag.

Balck, F., Aronow, B., Dvorak, M., Koch, U., Speidel, H. (1982). Anpassungsprozesse der Familie an die Dialysestation. In: Angermeyer, M.C., Freyberger, H. (Hrsg.): Chronisch kranke Erwachsene in der Familie. Stuttgart: Enke, S. 108–113.

Balck, F (1988). Hämodialyse und Partnerschaft. Das Erleben der Hämodialysebehandlung durch den Patienten und seinen Ehepartner. Stuttgart: Thieme.

Balint, M. (1957). Der Arzt, sein Patient und die Krankheit. Stuttgart: Klett.

Balint M. (2013): *Angstlust und Regression.* 7. Auflage, Klett-Cotta Verlag, Stuttgart.

Bandura, A. (1977). *Self-reinforcement: The power of positive personal control.* In P. G. Zimbardo & F. L. Ruch (Eds.), *Psychology and life* (9th ed.). Glenview, IL: Scott Foresman.

Barlösius E. (2014): *Dicksein-Wenn der Körper das Verhältnis zur Gesellschaft bestimmt.* Campus Verlag Frankfurt/New York.

Berne, E (1970). Spiele der Erwachsenen. Psychologie der menschlichen Beziehungen. Reinbek bei Hamburg: Rowohlt.

Beutel M. (1988): Bewältigungsprozesse bei chronischen Erkrankungen. Weinheim, Edition Medizin.

Birkenbihl, V. F. (2002). Das innere Archiv. Gabal Verlag GmbH.

Böker H. (1999): *Selbstbild und Objektbeziehungen bei Depressionen.* Steinkopff Verlag, Darmstadt.

Bordieu P. (2001*): Die Wirkungsmacht des Symbolischen.* Zeitschrift für Soziologie, Jg. 34, Heft 2, April 2005, S. 112–127. Lucius & Lucius Verlag, Stuttgart.

Borkenhagen A. (2000): Dissoziationen des Körpers. Psychosozial Verlag, Gießen.

Bowlby J. (2006): Bindung. Reinhardt Verlag, München.

Bowlby, J. (2008): Bindung als sichere Basis: Grundlagen und Anwendungen der Bindungstheorie. Reinhardt Verlag, München.

Brähler, E. (1995): Körpererleben – Ein subjektiver Ausdruck von Körper und Seele. 2. Auflage. Psychosozial Verlag, Gießen.

Broda, M., Muthny, F.A. (1990). Umgang mit chronisch Kranken. Ein Lehr- und Handbuch der psychosozialen Fortbildung. Stuttgart/New York: Thieme.

Büssing, A.(1992). Organisationsstruktur, Tätigkeit und Individuum. Untersuchungen am Beispiel der Pflegetätigkeit. Bern: Huber.

Burisch, M. (1989). Das Burnout-Syndrom. Berlin: Springer-Verlag.

Bullinger, M., Ravens-Sieberer, U. (2001). Diagnostik der Lebensqualität. R.D. Stieglitz, U. Baumann, M. Freyberger: Psychodiagnostik in Klinische Psychologie, Psychiatrie, Psychotherapie. Berlin: Thieme. S. 246–257.

D

Damasio A. (2011): Selbst ist der Mensch. Siedler Verlag, München.

Decker O. (2006): Organaustausch und Prothese. Zerstückelung und Ganzheitsphantasien. In: Schicktanz S., Ehm S. (Hrsg.) Körper als Maß –

Biomedizinische Eingriffe und ihre Auswirkungen auf Körper, S. 147–168. Hirzel Verlag, Stuttgart.

Decker O. (2004): *Der Prothesengott – Subjektivität und Transplantationsmedizin.* Psychosozial Verlag, Gießen.

Decker O. Borkenhangen A., Brähler E.:(2000): Das Wahre, Schöne, Gute oder schöne gute Ware? Psyche, 2001, 55 (11), S. 1245–1252.

Denker (1975): Aufklärung über Aggression. Stuttgart/Berlin/Köln/Mainz: W. Kohlhammer GmbH.

Diedrichsen. I. (1990): Ernährungspsychologie. Berlin/Heidelberg/New York/London/ Paris/Tokio/Honkong/Barcelona: Springer-Verlag.

Dollard, Doob, Miller, Mowrer, Sears (1972). Frustration und Aggression (4. Aufl.). Deutsche Bearbeitung von Wolfgangz Dammschneider, Weinheim: Beltz-Verlag.

Dollard, J., Doob, L.W., Miller, N.E., Mowrer, O.H. (1939): Frustration und Aggression. New Haven: Yale University-Press.

Dörner, D. (2003). Die Logik des Misslingens. Strategisches Denken in komplexen Situationen. Reinbek bei Hamburg: Rowohlt.

Drees, A. (1998): Verarbeitungsformen von Dialysestress – Intuitive Dialoge zur Lösung von Teamkonflikten in Dialyseeinrichtungen. In: Franz, H.E. Dialyse. Pabst Science Publishers.

Drees, A. (1992). Die Psychische »Einverleibung« einer Maschine – Phantasie- und stimmungsorientierte Balintgruppe. Dialyse-Cocktail, Interessengemeinschaft der Dialysepatienten und Nierentransplantierten in Bayern e.V., 4, S. 20–29.

Drees, A. (1990). Gefühls- und Phantasieprozesse in Dialyseeinrichtungen. In: Dialyse 1990 von H.E. Frank (Hrsg.) Fachbuch der 15. Internationalen Dialysefachtagung für Krankenschwestern und Krankenpfleger. Stuttgart: Wissenschaftliche Verlagsgesellschaft mbH S. 72–74.

Drees, A. (1986). Konflikte in Dialyseeinrichtungen. In: Dialyse 1986, S. 85.105. Stuttgart: Wissenschaftliche Verlagsgesellschaft mbH S. 72–74.

Drees, A. Der Dialysepatient und sein Behandlungsteam. Der Dialysepatient, 3, S. 64–89.

Drees, A. (1982): *Psychische Belastungen und Konflikte im Dialysefeld.* In: Der Dialysepatient (1982), Heft Nr.6, S. 332–338.

E

Egan, G. (1990). *Helfen durch Gespräch.* Weinheim: Beltz.

F

Fesenfels Anke (2006): *Brustverlust – Zum Leib-Erleben von Frauen mit einer Brustam*putation. Tectum Verlag, Marburg.

Freud, S. (2000). Zur Dynamik der Übertragung. Behandlungstechnische Schriften. Fischer.

Freud A. (2006): *Das Ich und die Abwehrmechanismen.*19. Auflage, Fischer Verlag, Frankfurt a.M.

Fuchs Thomas (2000): Psychopathologie von Leib und Raum. Steinkopff-Verlag, Darmstadt.

G

Geberth S., Nowack R.(2014): *Praxis der Dialyse.* 2. Auflage. Springer Verlag, Berlin, Heidelberg.

Geisler, L. (2002). *Arzt und Patient im Gespräch. Wirklichkeit und Wege.* (4. erweiterte Aufl.). Frankfurt: pmi Verlag AG.

Geißler P., Heisterkamp G. (2007): *Psychoanalyse und Lebensbewegungen.* Springer Verlag, Wien, New York.

Goldstein, E.B. (2002). *Wahrnehmungspsychologie. Eine Einführung.* Spektrum- Akademischer Verlag.

Gordon, Th. (1999). *Patientenkonferenz. Ärzte und Kranke als Partner.* Heyne Sachbuch 19/630.

Gotthardt, J. M. (1977). *Die Bezeichnung „schwieriger" Patient aus der Sicht des Pflegepersonals.* Freiburg: Inaugural-Dissertation.

Gotthardt, J. M. (1984). *Der Umgang mit „schwierigen" Patienten im pflegerischen Alltag.* Medizinische Klinik: 127–129.

Groves, J.E. (1978). Taking care of the hateful patient. N Engl J Med, 298(16), 883–887.

Grunert J. (1977): *Körperbild und Selbstverständnis.* Psychoanalytische Beiträge zur Leib-Seele Einheit. Kindler Verlag, München.

H

Harris, A. B., Harris, Th. A.(1990). *Einmal o.k. – immer o.k. Transaktionsanalyse für den Alltag.* Reinbek bei Hamburg: Rowohlt.

Hartmann, F. (2000). *Chronisch-krank-sein als Grenzlage für Kranke und ihre Ärzte.* Bochum.

Hirsch M. (2011): *Der eigene Körper als Objekt.* Psychosozial Verlag, Gießen.

Huthmacher, R.A. (1991). *Die Angehörigen schwerst- und lebensbedrohlich Kranker sowie sterbender Erwachsener: psychosoziale Belastungen, emotionale Reaktionen, Möglichkeiten der Betreuung.* Würzburg: Königshausen und Neumann.

J

Jones, E. E. & Nisbett, R. E. (1972). *The actor and the observer: Divergent perceptions of the causes of behaviour.* In E. E. Jones, D. E. Kanouse, H. H. Kelley, R. E. Nisbett, S. Valins & B. Weiner (Eds.), *Attribution: Perceiving the causes of behavior* (pp. 79–94). Morristown: General Learning Press.

Joraschky P.(1986): *Das Körperschema und das Körperselbst.* In Brähler E. (1995) 2. Auflage. Psychosozialverlag, Gießen.

Joraschky P., Loew J., Röhricht F. (2009): *Körpererleben und Körperbild.* Schattauer Verlag, Stuttgart, New York.

Juchli, L. (1993). *Ganzheitliche Pflege. Vision oder Wirklichkeit* (3. Aufl.). Recom GmbH.

K

Kaechele H., Steffens W. (Hrsg.), 1988: *Bewältigung und Abwehr –* Beiträge zur Psychologie und Psychotherapie schwerer körperlicher Krankheiten. Springer Verlag, Berlin, Heidelberg, New York.

Kast, V. (2000a). *Lebenskrisen werden Lebenschancen. Wendepunkte des Lebens aktiv gestalten.* Freiburg/Basel/Wien: Herder.

Kast, V. (2000b). Vom *Sinn der Angst. Wie Ängste sich festsetzen und wie sie sich verwandeln lassen.* Freiburg: Herder.

Käppeli, S. (Hrsg.) (1998). *Pflegekonzepte. Phänomene im Erleben von Krankheit und Umfeld* (Band 1, Hrsg. M. Mäder, F. Zeller-Forster). Bern: Hans Huber.

Kirsch J., Jordan J. (2000): *Die Repertory-Grid-Technik als Instrument der Psychotherapieforschung.* VAS Verlag, Frankfurt am Main.

Klöß-Rotmann L. (1992): Haut und Selbst. Jahrbuch der Psychoanalyse (29), Psychosozial Verlag.

Koch, K.-M. (2000). *Klinische Nephrologie* (1. Aufl.). München/Jena: Urban & Fischer

Koch, U., Muthny, F.A.. Lebensqualität bei Patienten mit chronischer Niereninsuffizienz. *In: Praxis der Klinischen Verhaltensmedizin und Rehabilitation, 8,* S. 266ff.

Koch, U., Balck, F., Speidel, H. (1982). Psychische Probleme von Hämodialysepatienten und ihren Partnern. In: Beckmann, D. u.a. (Hrsg.) *Medizinische Psychologie-Forschung für Klinik und Praxis.* Berlin/Heidelberg/New York: Springer-Verlag S. 330–336.

Koch-Straube, U. (2001). *Beratung in der Pflege* (1. Aufl.). Bern/Göttingen/Toronto/ Seattle: Hans Huber.

Köhle, K., Simons, C., Urban, H. (1979). Zum Umgang mit unheilbar Kranken. In: v. Uexküll, Th. *Lehrbuch der psychosomatischen Medizin.* München/Wien/Baltimore: Urban & Schwarzenberg.

Kohut H. 1991: *Die Heilung des Selbst,* Suhrkamp Verlag, Frankfurt am Main.

Kolk, McFarlane, Weisaeth (Hrsg.) (2000). Traumatic Stress. Grundlagen und
    Behandlungsansätze. *Theorie, Praxis und Forschungen zu posttraumatischem
    Stress sowie Traumatherapie.* Paderborn: Junfermann Verlag.
Kutter P. (1980): *Emotionalität und Körperlichkeit. Anmerkungen zu einer Emotiogenese
    psychosomatischer Störungen.* Prax. Psychotherapie, Psychosomatik.

L

Lang P. (2005): Nicht nur in Begleitung meines Körpers. Europäischer Verlag der
    Wissenschaften, Frankfurt am Main.
Lazarus R., Folkmann S. (1984): *Stress, Apraisal and Coping.* Springer Verlag, New York.
Lichtenberg J., Lachmann F., Fosshage J. (2000): *Das Selbst und die motivationalen
    Systeme.* Brandes&Apsel Verlag, Frankfurt am Main.
Litzcke, S., Schuh, H. (2004). *Stress, Mobbing und Burn-out am Arbeitsplatz,* Springer-
    Verlag.
Ludwig-Körner, C. (1992): *Der Selbstbegriff in Psychologie und Psychotherapie.*
    Springer Verlag, Wiesbaden.

M

Mahler M. Pine F. Bergmann A. (1975/ 1978/ 2003): Die psychische Geburt des
    Menschen. Fischer Verlag, Frankfurt am Main.
Maisonneuve, J.-L. (2000). *Pflege ist die beste Medizin. Wenn Pflegende Patienten heilen
    (1. Aufl.).* Bern/Göttingen/Toronto/Seattle: Hans Huber.
Mertens W. (Hrsg., 2014): *Handbuch psychoanalytischer Grundbegriffe.*4. überarbeitete
    und erweiterte Auflage. Kohlhammer Verlag.
Miller, J.-F. (2003). *Coping fördern – Machtlosigkeit überwinden. Hilfen zur Bewältigung
    chronischen Krankseins.* Bern/Göttingen/Toronto/Seattle: Hans Huber.
Mischo-Kelling, M., Witneben, K. (1995). *Pflegebildung und Pflegetheorien.* München/
    Wien/Baltimore: Urban und Schwarzenberg.
Moré A. (2003): *Bewusste und unbewusste Körperbilder* – Ihre Bedeutung in der
    Persönlichkeitsentwicklung junger Frauen. In Ellensohn A., Fallend K. Mätzler K.
    (Hrsg.) Werkblatt 51, Heft 2/20.Jahrgang, 25–45.
Muthny, F.A.(1992). Krankheitsverarbeitung im Vergleich von Herzinfarkt-, Dialyse-
    und MS-Patienten. *Zeitschrift für Klinische Psychologie,* 1992, Band XXL, Heft 4,
    S. 372–391.

N

Nagel, E Fuchs, C. (Hrsg) (1994): Soziale Gerechtigkeit im Gesundheitswesen.
    Ökonomische, ethische, rechtliche Fragen am Beispiel der
    Transplantationsmedizin. Dokumentation des Wiss. Symposiums Mai 1992 in
    Hannover. Springer Verlag, Berlin.
Neander, K.-D. (Hrsg.) (1989). *Patientenorientierte Pflege in der Diskussion.* München:
    Zuckschwerdt.
Nolting, H.-P. (1978). *Lernfall Aggression. Wie sie entsteht – wie sie zu vermeiden ist.*
    Reinbek bei Hamburg: Rowohlt.

O

Overlander, G. (1994). Die Last des Mitfühlens. Aspekte der Gefühlsregulierung in
    sozialen Berufen am Beispiel der Krankenpflege. Frankfurt/M: Mabuse.

P

Peplau, H. E. (1997). *Zwischenmenschliche Beziehungen in der Pflege – Ausgewählte
    Werke.* Bern/Göttingen/Toronto/Seattle: Hans Huber.
Petermann, F. (Hrsg.) (1998). *Compliance und Selbstmanagement.* Göttingen/Bern/
    Toronto/Seattle: Hogrefe.
Piper, L./ Piper H.-Chr. (1983). *Schwestern reden mit Patienten (3. Aufl.).* Göttingen:
    Vandenhoeck & Ruprecht.
Pöhlmann, K. (1992). *Effektive Krankheitsbewältigung: Tumor – HIV – Dialyse.*
    Regensburg: S. Roderer Verlag.

Porsch, U. (1997): *Der Körper als Selbst und Objekt.* Studien zur inneren Repräsentanz des erkrankten Körpers. Vandenhoeck und Ruprecht Verlag, Göttingen.

Pudel, V. (1998). *Ernährungspsychologie. Eine Einführung* (2. überarb. und erw. Aufl.). Göttingen/Bern/Toronto/Seattle: Hogrefe.

R

Redder, A. und Wiese, I. (Hrsg.) (1994). Medizinische Kommunikation. Diskurspraxis, Diskursethik, Diskursanalyse. Westdeutscher Verlag.

Riemann, F. (1981). Grundformen der Angst. Eine tiefenpsychologische Studie. München/Basel: E. Reinhardt.

Robinson, V.M. (2002). Praxishandbuch Therapeutischer Humor. Grundlagen und Anwendung für Pflege- und Gesundheitsberufe (2. unveränd. Aufl.). Bern: Hans Huber.

Rogers, C. R. (1983). Die klientenzentrierte Gesprächspsychotherapie., Frankfurt/M: Fischer Taschenbuch.

Rogers, C. R. (1985). Die nicht-direktive Beratung. Frankfurt/M: Fischer Taschenbuch.

Rosenberg, M.B. (2001). Gewaltfreie Kommunikation. Aufrichtig und einfühlsam miteinander sprechen. Paderborn: Junfermann Verlag.

Rudolf, G. (2013): *Strukturbezogene Psychotherapie.*3. Auflage. Schattauer Verlag, Stuttgart.

S

Sandler, J. (1986): *Reality and the stabilizing function of unconscious fantasy.* Bull In: Anna Freud (1999 [1998]): Innere Objektbeziehungen. Entstehung und Struktur. Übers. U. Stopfel. Klett-Cotta, Stuttgart.

Satir, V. (1996). *Kommunikation – Selbstwert – Kongruenz* (5. Aufl.). Paderborn: Junfermann.

Scherer, K.R. (1973). *Non-verbale Kommumikation* (3. Aufl.). Hamburg: Helmut Buske Verlag.

Schmidtbauer, W. (1999). *Helfen als Beruf. Die Ware Nächstenliebe.* Reinbek bei Hamburg: Rowohlt.

Schoeffling, S. (2010): *Chronische Niereninsuffizienz: Belastungen, Krankheitsverarbeitung und psychosoziale Interventionsmöglichkeiten.* Dissertation, Fachbereich 5: Erziehungswissenschaften der Universität Koblenz-Landau, Internet:

Schulz von Thun, F. (1998). *Miteinander reden.* Band 1: Störungen und Klärungen; Band 2: Stile, Werte und Persönlichkeitsentwicklung; Band 3: Das »Innere Team« und Situationsgerechte Kommunikation. Reinbek bei Hamburg: Rowohlt.

Schulz von Thun, F. (1989): *Miteinander reden:* 2. Stile, Werte und Persönlichkeitsentwicklung. Differenzielle Psychologie der Kommunikation. Reinbek bei Hamburg Rowohlt Verlag.

Schwartze, G. (1998). *Beziehungen und Gefühle in der Pflege.* München/Wien/Baltimore: Urban und Schwarzenberg.

Selye, H, (1974/1976). *The Stress of Life.* McGraw-Hill, New York.

Sokol, C. (2014): *Selbstwert- und Abhängigkeitserleben von Dialysepatienten unter Berücksichtigung von Hämodialyse (HD) und Peritonealdialyse.* Dialyse aktuell, 07/2014, Thieme Verlag, Stuttgart.

Sokol, C. (2015*): Patient und Fachpersonal – Eine besondere Beziehung.* Reflexion der Beziehungsdynamik unter Berücksichtigung von Hämodialyse (HD) und Peritonealdialyse (PD)". Dialyse aktuell, Thieme Verlag, Stuttgart.

Sokol, C., Hoppenworth, U. 2006: *Coping: Eine Balance zwischen Krankheitsbewältigung und Abwehr.* In: Schmidt R.M., Hofmann F. Multiple Sklerose, 2006. 4. Auflage, Elsevier GmbH, München, S. 371–379.

Sokol, C., Hoppenworth, U. 2012: *Vom Coping zum Coaching: Paradigmenwechsel in der Patientenbetreuung.* In: Schmidt R.M., Hofmann F. Multiple Sklerose, 2012. 5. Auflage, Elsevier GmbH, München, S. 375–383.

Speidel, H. (1976/1985): Spezifische psychische Belastungsfaktoren in der
Dialysesituation. In: Balck, F., U. Koch & H. Speidel 1985: Psychonephrologie.
Psychische Probleme bei Niereninsuffizienz. S. 235–246. Springer Verlag, Berlin.
Speidel, H., Koch, U., Balck, F. (1978). *Psychische und psychosoziale Probleme der
chronischen Hämodialyse. Therapiewoche 28,* S. 8262–8279.
Sprenger, R.K. (1996). *Das Prinzip Selbstverantwortung. Wege zur Motivation (5. Aufl.).*
Campus Verlag.
Stroebe, W., Hewstone, M., Codol, J.-P., Stephenson, G.M. (Hrsg.) (2002),
Sozialpsychologie. Eine Einführung (2. Aufl.). Berlin: Springer-Verlag.

T

Tausch, A.-M. (1997). Gespräche gegen die Angst. Krankheit – ein Weg zu Leben.
Reinbek bei Hamburg: Rowohlt.
Thomann, Chr., Schulz von Thun, F. (2000). Klärungshilfe. Handbuch für Therapeuten,
Gesprächshelfer und Moderatoren in schwierigen Gesprächen. Theorien,
Methoden, Beispiele. Rowohlt. bei Hamburg:Reinbek.

W

Walsh, M. (1996). *Pflegerituale.* Berlin/Wiesbaden: Ullstein Mosby.
Watzlawick, P. (1988). *Wie wirklich ist die Wirklichkeit.* Piper: München.
Watzlawick, P. (1991). *Die Möglichkeit des Andersseins. Zur Technik der therapeutischen
Kommunikation* (4. unveränderte Aufl.). Bern/Stuttgart/Toronto: Hans Huber.
Watzlawick, P. et.al. (1974). *Menschliche Kommunikation. Formen, Störungen,
Paradoxien* (6. Aufl.). Bern/Stuttgart/Wien: Hans Huber.
Weisshaar E, Weiss M, Mettang T, Tschulena U, (2016): Health-related quality of life in
haemodialysis patients suffering from chronic itch: results from GEHIS (German
Epidemiology Haemodialysis Itch Study). Qual Life Res.
Welter-Enderlin, R., Hildenbrand, B. (Hg.) (2002). *Rituale – Vielfalt in Alltag und
Therapie.* Heidelberg: Carl-Auer-Systeme.
Winnicott D. W. (2002): *Reifungsprozesse und fördernde Umwelt.* Psychosozial Verlag
Gießen.
Wolfersdorf, M. (2002). Depression verstehen und bewältigen. *Die therapeutischen
Praxis. Psychotherapie, Unterstützung, Medikamente. Einfühlsam und verständlich*
(3. neubearb. Aufl.). Springer-Verlag.

Z

Zenker, W. (1998). Mit chronischer Krankheit leben lernen. So finden Sie zu neuer
Lebensqualität. ECON Verlag.

Sachverzeichnis